MW00711582

7 PASOS PARA CONVERTIR TUS SUEÑOS EN REALIDAD

Camilo F. Cruz, Ph.D.

7 PASOS PARA CONVERTIR TUS SUEÑOS EN REALIDAD

7 PASOS PARA CONVERTIR TUS SUEÑOS EN REALIDAD

Teléfono: (954) 753 74 74
Fax: (954) 753 34 04
P.O.Box 9105 Coral Springs,
Florida 33075
Estados Unidos

ISBN 1-931059-00-0

Preparación editorial: Multiletras Editores Ltda.

Corrección de estilo: María Victoria Consuegra
Diseño carátula: Diego A. Cruz
Imagen de la cubierta:

Impreso por: D'vinni Ltda.

Impreso en USA

Home Page: www.elexito.com
E-mail:info@elexito.com

Hay una historia acerca de un viajero que andaba
por la vieja Grecia en busca del monte Olimpo.
Temiendo estar perdido,se acercó a un hombre
que se encontraba a la vera del camino,
y le preguntó:
¿Cómo hago para llegar al monte Olimpo?
El hombre, quien resultó ser Sócrates,
le respondió: Muy fácil,
simplemente asegúrate que todo paso
que des vaya en esa dirección.

Prólogo

Sócrates estaba en lo correcto, la única manera de llegar a nuestro destino, cualquiera que éste sea, es asegurándonos que cada paso que demos vaya en dicha dirección. De igual manera, la única forma para poder convertir tus sueños en realidad es asegurándote que todo paso, toda acción, toda actividad que realices estén encaminados hacia la realización de metas claras. Es imposible triunfar si actuamos de manera inconsistente con los principios del éxito.

El convertir tus sueños en realidad no es el resultado de la suerte o la coincidencia, como suelen creer algunos. Las personas de éxito triunfan a propósito; su éxito es el resultado de un plan preconcebido y puesto en marcha. Tu plan de acción es el mapa de la ruta que te conducirá al logro de tus metas, sueños y aspiraciones. Tristemente, por cada gran idea o descubrimiento que cambió el curso de la humanidad, han habido miles de sueños que nunca se materializaron, porque quienes los concibieron nunca desarrollaron un plan de acción para lograrlo.

Así que si has aceptado el reto de convertirte en el triunfador que estás destinado a ser, este libro te conducirá a través de los pasos necesarios para convertir todo sueño en realidad. En sus páginas descubrirás cómo vencer los obstáculos que seguramente encontrarás a lo largo del camino; aprenderás cómo dar prioridad a tus metas más ambiciosas, cómo conseguir la ayuda de otras personas, y cómo ir de donde hoy te encuentras a donde quieres llegar.

El logro de un sueño no es más que la consecuencia lógica de un proceso. No obstante, es lamentable ver cómo muchas personas emplean más tiempo en planear sus vacaciones que el que invierten en planear su futuro.

Después de más de doce años de estudiar el comportamiento humano, puedo decir, sin temor a equivocarme, que todos nosotros triunfamos o fracasamos a propósito. El éxito es el resultado de dar con firmeza los pasos que descubriremos en los siguientes capítulos. Yo los concibo como los siete escalones de la escalera que te permitirá ascender hacia la cumbre del éxito.

Cuando tomé la decisión de empezar mi empresa, el primer paso que di fue determinar cuál sería el objetivo de mi empresa, cuál sería la visión que guiaría los destinos de mi compañía y cuál su misión. Ésta es precisamente la esencia del primer paso, determinar hacia dónde pretendemos movernos. Puesto que esta decisión representaba un gran cambio en mi vida, me puse en la tarea de identificar las verdaderas razones que me habían impulsado a tomar dicha decisión. En otras palabras, encontrar el *por qué* de mi decisión, que es la esencia del segundo paso que daremos.

Posteriormente, desarrollé un cronograma de las diferentes tareas y objetivos que debía realizar, asegurándome de tener claro para cuándo debían estar terminadas, con qué contaba, qué necesitaba aprender para lograrlas, y qué posibles fuentes de ayuda podrían facilitar el logro de estos objetivos. Como verás, estos son los pasos tres, cuatro y cinco.

Una vez identificados los diferentes elementos que incidirían en el éxito de mi empresa, el siguiente paso era desarrollar un plan conciso que mostrara cómo, específicamente, me proponía alcanzar dicha meta. Este es, a propósito, el sexto paso que discutiremos. Terminada toda esta labor de investigación, planeación y preparación, el siguiente paso era empezar, que es precisamente el último paso de este plan.

Si tú sigues este plan de trabajo y desarrollas una actitud de persistencia y compromiso total hacia tus metas, no hay nada que no puedas alcanzar.

Curiosamente, sólo un tres por ciento de las personas toman el tiempo para desarrollar un plan de esta naturaleza y, naturalmente, son sólo ellos quienes triunfan y logran realizar las metas que se han propuesto. La inmensa mayoría de las personas nunca dan este paso, no porque la decisión sea difícil o porque la clave del éxito requiera esfuerzos sobrehumanos o conocimientos por encima de lo normal. La verdadera razón por la cual la gran mayoría de los seres humanos no logran romper la inercia que los mantiene atados, y no les permite realizar sus sueños, es porque el hacerlo requiere un compromiso total.

Buscar el éxito es correr el riesgo de ser llamado soñador, de ser criticado por tener la osadía de aspirar a llegar a la cumbre y no contentarse con segundos lugares. El éxito es escurridizo y se protege muy bien para asegurarse que sólo aquellos que verdaderamente lo desean, logren alcanzarlo.

No todos tenemos que ser los más inteligentes, los más rápidos o los más acaudalados; ni debemos haber inventado algo, escrito libros, o viajado alrededor del mundo para que se nos considere como triunfadores. El haber alcanzado estos logros, tampoco es una señal indiscutible de éxito, porque lo verdaderamente importante no es cuánto hayamos logrado en comparación con los demás, ya que todos tenemos diferentes habilidades y aptitudes. Lo realmente importante es lo que hayamos logrado en comparación con lo que habríamos podido alcanzar, si hubiésemos aprovechado al máximo nuestras habilidades. Y son tus sueños y metas más ambiciosos los que suelen sacar a relucir tu verdadero potencial; de ahí la gran importancia que tiene identificar tus sueños. Es por ello que este es el primer paso para iniciar tu plan de éxito.

Es posible que en algunas ocasiones sintamos que no tenemos sueños o metas que nos impulsen a seguir adelante. En estas oportunidades, cuando todo parece estar perdido, cuando la esperanza parece habernos abandonado, y nuestros deseos se vislumbran como ilusas fantasías que nunca serán realidad, es cuando es más importante que nunca, indagar en lo más profundo de nuestro ser, para buscar aquellos sueños que en el pasado nos hicieron vibrar de entusiasmo. Es vital hacer de ellos la fuerza que nos vuelva a indicar el camino, y nos provea de la energía y el coraje necesarios para encontrar nuevamente el significado de nuestra vida.

La historia de Stephen Hawking, decano del departamento de matemáticas de la Universidad de Cambridge, es un vivo ejemplo de la lucha de un hombre por re-encontrar sus sueños. Su vida ilustra el poder de la dedicación y el compromiso de este hombre hacia aquello que verdaderamente ama. Sus teorías en el área de la astrofísica, sobre el origen y la evolución del universo, tan revolucionarias como las que Einstein expusiera en la primera mitad del siglo XX, lo sitúan como el más importante exponente en este campo, en la segunda mitad del mismo.

Desde muy temprana edad eran evidentes sus extraordinarias aptitudes en el campo de la ciencia. Sin embargo, poco después de empezar sus estudios universitarios, Hawking cayó víctima de una enfermedad conocida como esclerosis amiotrófica lateral *(amyotrophic lateral sclerosis, o Lou Gehrig's disease)*. Esta enfermedad, que afecta el sistema nervioso central, lo redujo en pocos años a una silla de ruedas, privándolo del uso voluntario de los músculos de su cuerpo. Pronto sucumbió ante una profunda depresión que lo llevó a abandonar sus estudios y lo condujo al alcohol como vehículo de autodestrucción.

En enero de 1963 su vida cambió cuando conoció a Jane Wilde, estudiante de idiomas, de quien se enamoró profundamente y con quien se casó más tarde. Debido al amor de Jane y a la influencia positiva que ella trajo a su vida, Hawking retornó a sus estudios y finalmente recibió su doctorado en cosmología en 1966.

Su habilidad para hablar y comunicarse se había deteriorado paulatinamente, hasta tal punto que la única manera de lograrlo era a través de una de sus estudiantes que traducía sus clases interpretando los confusos e indescifrables sonidos provenientes de sus cuerdas vocales. No obstante, en 1986 Stephen desarrolló una neumonía con severas complicaciones que obligó a los doctores a remover su tráquea dejándolo mudo de por vida.

Hoy se comunica a través de una computadora que él opera con sus tres dedos de la mano derecha, sobre los cuales aún tiene cierto control. Esta computadora logra traducir aquello que él escribe en el teclado, al lenguaje hablado. De esta manera Stephen Hawking ha logrado escribir libros y cambiar la percepción y el entendimiento sobre los orígenes del universo.

Más de diez millones de ejemplares vendidos de su primer libro, en más de treinta idiomas; algo difícil de creer para una obra de divulgación científica. No obstante, más increíble aún es el hecho que su autor lo escribiera veinte años después que los médicos le dieran una esperanza de vida de no más de dos años.

En mi carrera como escritor y conferencista he contado con la buena fortuna de conocer personas provenientes de todos los rincones del planeta. A través de todos estos años he podido encontrar que, independientemente de cual sea su país de origen, su profesión o sus creencias religiosas, todos ellos tienen algo en común: un profundo deseo de triunfar. Aun cuando su concepción del triunfo es diferente para cada una de ellas, puesto que el éxito es una aventura personal, todos cuentan con metas, sueños y aspiraciones únicas e individuales que desean alcanzar. De ahí que la mejor manera de definir el éxito es como *la realización progresiva de tus sueños.*

De manera que el secreto para alcanzar el éxito está en identificar tus sueños, en atreverte a pensar en grande, en creer que mereces lo mejor, y en salir tras tus sueños aceptando los riesgos que demanda lo grandioso.

La vida de Stephen Hawking es una historia de éxito, es una historia de cómo los sueños son el combustible que mantiene ágil nuestro andar. Por esta razón, a lo largo del libro reitero una y otra vez, que el paso más importante de tu plan de éxito es identificar tus sueños y descubrir tu misión de vida.

El libro presenta los primeros seis pasos en forma de pregunta, puesto que lo que estás a punto de iniciar es la planificación de tu futuro; de ahí que seas tú quien debe proveer las respuestas. Asegúrate de terminar cada paso antes de dar el siguiente. Para que tu plan de acción sea efectivo, necesitas ser absolutamente honesto contigo mismo. No obstante, también deberás ser valiente y temerario. Sueña en grande, ten fe en ti mismo y en tu plan, y toma la decisión de hacer todo cuanto tu plan de éxito requiera. Recuerda, son tus sueños los que están en juego; es tu misión de vida lo que está de por medio.

Para obtener los mejores resultados de este libro te sugiero que primero leas cada uno de los pasos. Cuando termines de leer el primero de ellos, sigue las indicaciones y asegúrate de responder a los interrogantes que encontrarás al final del capítulo, en la sección titulada ***PLAN DE ÉXITO PERSONAL***. El éxito de este método está en no apresurarse a dar el siguiente paso, sin antes haber interiorizado y grabado en tu mente subconsciente los conceptos expresados en el paso anterior.

Inicialmente, invierte una a dos horas para completar cada uno de los pasos. Al final del sexto paso, cuando ya tengas una visión global de cómo estructuraste tu plan de acción inicial, podrás examinarlo de nuevo y determinar si necesitas invertir un poco más de tiempo en algún aspecto en particular.

Cuando encuentres el ***PLAN DE ÉXITO PERSONAL,*** lee cuidadosamente las instrucciones y responde las preguntas en el espacio asignado, o en una libreta de notas, si lo prefieres. Para crear un plan de acción efectivo, tu total participación es vital. Completa cada paso de la mejor manera posible. Más adelante, en la medida en que interiorices cada una de las ideas, podrás complementar o cambiar lo que hayas escrito.

Es importante que revises periódicamente tu plan de trabajo y lo actualices, ya que en la medida en que tus circunstancias personales cambien, tus prioridades también cambiarán.

Primer paso:

¿Hacia dónde vas?

"Muéstrame un obrero con grandes sueños
y en él encontrarás un hombre
que puede cambiar la historia.
Muéstrame un hombre sin sueños
y en él hallarás a un simple obrero".

J. C. Penney

"Todo empieza con un sueño, suéñalo y podrás lograrlo"

Walt Disney

Aún cuando el título de este libro es bastante claro: "Siete pasos para convertir tus sueños en realidad", lo cierto es que la palabra "sueños" es poco específica y seguramente será interpretada de manera distinta por cada lector.

Algunas personas pueden limitarse a una meta específica de carácter personal o profesional. Otras personas se enfocarán en algo mucho más conciso, como realizar de la manera más efectiva posible una tarea o trabajo concreto. Otros, por el contrario, es posible que estén pensando acerca de objetivos mayores como el alcanzar sus deseos y aspiraciones más ambiciosas, o la realización de su misión de vida.

No obstante, puedo afirmar con total certeza que los pasos que presentaré aquí te permitirán lograr, desde los sueños más triviales hasta los más sublimes, de la manera más eficiente posible.

Ahora bien, independientemente de cuáles sean las metas y sueños que deseas alcanzar, es indudable que para lograrlos el primer paso debe ser identificarlos con absoluta claridad. Este es el objetivo del primer paso: determina qué es lo que deseas alcanzar y hacia dónde te estás moviendo. Si lo que persigues al leer este libro es desarrollar un plan de vida que te permita alcanzar tus sueños y metas más ambiciosos, entonces, este es el momento de determinar qué es realmente importante para ti, ¿Cuáles son tus sueños? ¿Qué es aquello que verdaderamente anhelas conseguir? ¿Cuál es tu propósito o misión de vida?

Te sorprenderá saber que una gran mayoría de las personas que conoces sólo poseen una vaga idea de cuál es el propósito de su vida, o a dónde desean llegar.

¿Crees que esta aseveración es un tanto exagerada? Voy a darte la oportunidad para que juzgues por ti mismo si es así. Para esto, te sugiero que lleves a cabo un simple experimento propuesto por David Schwartz, autor del libro *La magia de pensar en grande.* Consigue una libreta de apuntes, ubícate en una calle bastante transitada y entrevista a unas cuantas personas. Empieza por saludarlos amablemente, y luego pregúntales si te permiten que les hagas unas cuantas preguntas.

Comienza con la siguiente pregunta: "¿Por qué razón se ha levantado usted esta mañana?" Muchos de los entrevistados seguramente te mirarán de arriba a abajo preguntándose de qué manicomio te habrás escapado, así que repite la pregunta y espera pacientemente la respuesta. Es probable que muchos de ellos respondan "Pues... porque tengo que ir a trabajar". Entonces pregúntales: "¿Por qué tiene que ir a trabajar?". La respuesta seguramente será algo así como: "Porque tengo que comer". Ahora diles: "¿Y para qué tiene que comer?".

A esta altura muchos de ellos habrán confirmado sus sospechas acerca de tu estado mental. Sin embargo, algunos te contestarán: "Porque si no como será difícil seguir viviendo ¿no cree usted?" Ahora, puedes darles el golpe de gracia y preguntarles: "¿Y para qué quiere seguir viviendo?" No te extrañe que la respuesta sea algo así como: "Para poder levantarme mañana e ir a trabajar".

Lo cierto es que por absurdo que esto pueda parecerte, para muchas personas este círculo vicioso ha terminado por convertirse en su estilo de vida, en una rutina que ofrece pocas variantes y que termina por apagar el fuego, la pasión y el entusiasmo con que una gran mayoría de ellas empezaron sus vidas.

En una encuesta similar, que se realizó hace algún tiempo, se encontraron las siguientes respuestas, como las más populares a la pregunta: ¿Por qué va usted a trabajar el día de hoy?

- Cómo que por qué voy a trabajar ¿qué clase de pregunta es esa?

- ¡Porque necesito comer y pagar la renta!

- ¿Qué me voy a quedar haciendo en casa?

Es triste, pero en un mundo que ofrece millones de oportunidades excitantes, más del 95% de las personas se levantarán mañana para ir a trabajar, de manera que puedan tener con qué comer, y poder así seguir viviendo, para levantarse al día siguiente, ir de nuevo a su trabajo y poder así continuar con ese círculo vicioso.

Una de las mayores causas de frustración y los peores enemigos de tu éxito es no saber qué deseas alcanzar; olvidar cuáles son tus aspiraciones y metas a largo y corto plazo. **Ambrosse Bierce** en su *Diccionario Siniestro,* explica que el verdadero fanatismo consiste en redoblar nuestro esfuerzo una vez hemos olvidado qué es lo que perseguimos. Esto se aplica a muchas personas que trabajan arduamente sin tener idea alguna de qué es lo que verdaderamente desean lograr en sus vidas.

Cuando di personalmente los pasos que describiré a lo largo de este libro, experimenté un vuelco total en mi vida. Así que lo que encontrarás en estas páginas es, en cierto sentido, muy autobiográfico.

Todo comenzó con la decisión consciente de desarrollar una lista de todo aquello que era verdaderamente importante para mí. Recuerdo que tomé una libreta y escribí en la parte superior de la primera hoja: "He aquí una lista de todo aquello que quiero realizar antes de morir". Durante el resto del día escribí 137 sueños personales, metas grandes y pequeñas, aspiraciones profesionales a corto y largo plazo, ideales, ilusiones y deseos que habían vivido y reposado dentro de mí por muchos años.

Mi esposa hizo lo mismo y luego nos dimos a la tarea de identificar aquellas metas que queríamos alcanzar como pareja. Después de leer y releer lo que habíamos escrito e intercambiar listas –una experiencia que nos dio un conocimiento mutuo mucho más profundo– desarrollamos una lista de los diez objetivos más importantes, que perseguiríamos en los siguientes diez años de nuestra vida. En esta lista había sueños y aspiraciones que seguramente demandarían cambios importantes en nuestros hábitos y un compromiso firme hacia nuestras metas: Comprar nuestra primera casa, eliminar las deudas existentes; mi esposa deseaba tener un hijo, yo deseaba poder renunciar a nuestros empleos y empezar nuestra propia empresa. Juntos coincidimos en querer viajar por todo el mundo y ayudar a nuestras familias. Yo deseaba escribir un libro y compartir mis ideas y pensamientos con cientos de miles de personas alrededor del mundo.

Piensa por un momento en la importancia de haber realizado aquel ejercicio. Pude identificar con absoluta claridad más de un centenar de sueños, metas y aspiraciones que deseaba hacer realidad, pero que hasta aquel momento había ignorado, por no ser ellas más que un montón de ideas vagas y confusas que había ido almacenando en algún rincón de mi mente, con la esperanza de que algún día se hiciesen realidad. No había trabajado en ellas, ya que hasta aquel día no había tomado el tiempo para escribirlas y asignarles una prioridad a cada una de ellas.

Así que el haber tomado el tiempo para hacer una lista de mis metas y sueños, me permitió enfocar mi energía en el logro de todo aquello que consideraba verdaderamente importante en mi vida.

Pero eso no fue lo mejor, los resultados de haber dado este primer paso fueron asombrosos. Tan sólo cuatro años después de haber escrito aquella primera lista, un 70% de las metas que nos habíamos propuesto alcanzar como pareja eran ya realidad. Si te dijera que de todas las metas y sueños que logres identificar hoy, un 70% pueden ser realidad en menos de cinco años, ¿cuánto tiempo le dedicarías a escribir esta lista?

Por supuesto que no voy a asegurarte que esto vaya a ser así. Muchas otras cosas determinarán el que logres alcanzar tus metas. Debes desarrollar una gran disciplina, un compromiso total hacia ellas y una enorme persistencia. No obstante, el que logres convertirte en el triunfador que fuiste destinado a ser, depende en gran medida del tiempo que dediques a este primer paso.

Tu éxito comienza con un lápiz, una hoja de papel y tú. El tiempo que emplees en realizar este ejercicio será la mejor inversión que hayas hecho en tu vida. Recuerda que lo que estás a punto de hacer es elaborar el plan de acción que te muestre los pasos que debes dar para convertir cada uno de tus sueños en realidad.

Si aún no estás convencido de la importancia de identificar tus metas y sueños, quiero que veas los resultados de un estudio realizado por la Universidad de Yale, una de las mejores universidades de Estados Unidos. En

1953, la Universidad realizó una encuesta con los estudiantes que se graduaban ese año. Entre las preguntas que se formularon, estaban las siguientes: ¿Tiene usted metas claramente definidas? ¿Las ha escrito en un papel? ¿Ha desarrollado un plan de acción para la realización de dichas metas?

Los resultados fueron sorprendentes. Únicamente un 3% de los entrevistados tenían metas fijas, objetivos claramente definidos, los cuales habían escrito y leían y examinaban con regularidad. Sólo este pequeño porcentaje de estudiantes había tomado el tiempo para identificar sus sueños, escribirlos en un pedazo de papel; describir por qué estos eran realmente importantes para ellos, y asignar una fecha específica para su logro.

Veinte años más tarde la universidad realizó un segundo estudio de seguimiento con este mismo grupo de profesionales. ¿Qué descubrieron? El 3% de las personas que habían escrito sus metas y definido claramente un plan de acción para alcanzarlas, tenían matrimonios mucho más felices, mejores relaciones familiares, gozaban de mejor salud física y mental.

También encontraron que al poner juntas las riquezas y bienes de todo el grupo, el 97% de todas las riquezas materiales de aquel grupo se encontraba en manos del 3% que tenía metas claras. ¿Qué podemos aprender de esta investigación? Necesitamos tener metas y objetivos claros antes de empezar.

Todos los estudiantes que se graduaron ese año, habían empleado un promedio de cinco años en la Universidad aprendiendo los fundamentos de su profesión. Ellos sabían *cómo* trabajar, pero sólo un pequeño número tenía una razón suficientemente clara de *por qué* hacerlo. Este pequeño porcentaje de profesionales había tomado el tiempo necesario para desarrollar una visión clara de sus metas, y esa claridad hizo una enorme diferencia en los resultados obtenidos y en su calidad de vida. Hace algunos años en un estudio similar, la Universidad de Harvard y el *Stanford Research Institute*, descubrieron que de todas las razones por las cuales un profesional triunfa, sale adelante y se realiza personal y profesionalmente, sólo un 15% tiene que ver con sus habilidades profesionales y conocimientos técnicos. El 85% restante está íntimamente ligado a la claridad con que podamos ver nuestras metas y sueños.

El problema es que muchos de nosotros hemos caído víctimas de las urgencias de la vida cotidiana y nos hemos olvidado que lo que buscamos no es subsistir, sino vivir. Pocas personas toman el tiempo para detenerse, analizar su situación presente y asegurarse que el lugar hacia dónde van es realmente el sitio al cual desean llegar. Recuerda que metas borrosas dan resultados borrosos; si no sabes hacia dónde vas, ¿cómo pretendes desarrollar un plan que te permita llegar allí?

Así que toma un descanso en la agitada carrera de la vida, identifica cuáles son tus sueños y aspiraciones y desarrolla el plan de acción que te ayude a convertirlos en realidad. No olvides que aquello que decidas perseguir determinará el lugar donde vas a terminar. De manera que no te conformes con sueños pequeños, cuando la vida tiene tanto que ofrecer; sueña en grande. Si has podido alcanzar todas las metas que te has propuesto hasta ahora, eso sólo significa que no estás sentando metas suficientemente altas.

Si encuentras difícil saber por donde empezar, quiero que realices el siguiente ejercicio sencillo. Cierra los ojos y trata de visualizar, por un momento, dónde desearías encontrarte dentro de cinco o diez años. ¿Qué desearías estar haciendo? Imagínate que estás viendo una película donde tú eres el protagonista. La cinta es una película sobre tu vida en diez años, y lo mejor de todo es que no sólo tú eres el protagonista, sino que también eres el director. De manera que puedes escoger la casa donde vives, el auto que conduces, el trabajo que realizas, la clase de relaciones que tienes, la calidad de vida que experimentas, y más importante aún, los sueños que has podido alcanzar. Así que puedes escoger lo mejor.

Visualízate en posesión de esos sueños. ¿Qué clase de trabajo estarás desempeñando? ¿En dónde vivirás? ¿Cómo será tu casa? ¿Qué clase de automóvil estarás conduciendo? ¿Qué actividad recreativa desearías estar practicando? ¿Qué nueva habilidad anhelas adquirir? ¿En qué clase de actividades comunitarias quisieras participar? ¿A dónde añoras viajar? ¿Qué clase de actividades desearías disfrutar más en compañía de tu familia? Muchas personas las llaman metas, objetivos, aspiraciones, ilusiones, deseos, sueños, pero todos estos son simplemente sinónimos de aquello que verdaderamente deseas alcanzar, y por lo cual estás dispuesto a trabajar.

¿Qué tan importantes son estos sueños y deseos? Lo cierto es que, seas o no consciente de ellos, tus sueños, deseos y aspiraciones son la fuerza que motiva todas tus acciones. Ellos seguramente son la razón que te ha impulsado a leer este libro; ellos influyen en tus decisiones y son el motivo por el cual te levantas en la mañana y vas a trabajar.

Tus sueños son el combustible que mantiene ágil tu andar; ellos te proveen con la energía y la disciplina para desarrollar los nuevos hábitos que necesitas adquirir para triunfar. Infortunadamente sólo un pequeño número de personas toma el tiempo para dar este primer paso, mientras que la inmensa mayoría no tiene una dirección clara en su vida. Es mas, tanto como un 86% de las personas que van cada mañana a trabajar, admiten que su trabajo ya no es un reto, que no los motiva y que, francamente, no saben por qué lo hacen. En otras palabras, ellos ya no cuentan con una visión clara de hacia dónde van, y esto les produce ansiedad, frustración y estrés.

No obstante, el detenerte a clarificar nuevamente hacia dónde es que te estás moviendo, te puede ayudar a enfocar tu energía y conquistar nuevamente tu entusiasmo inicial. Hace algún tiempo recibí una llamada desde la ciudad de Miami. Emocionada, la persona que estaba al otro lado de la línea, me comentaba cómo después de escuchar uno de mis programas en audio casete, en donde le pido a las personas identificar claramente sus sueños, ella se dispuso a hacer lo propio. Esto había ocurrido algunos meses atrás y uno de los sueños que ella había escrito era el de regresar a la universidad para culminar los estudios que había tenido que interrumpir al llegar a Estados Unidos.

Al momento de llamarme, ella se encontraba cursando su primer semestre en la universidad, después de varios años de ausencia. El haber identificado esta meta le había proveído con la fuerza y determinación necesarias para tomar la decisión de regresar a la universidad. Este es un ejemplo de lo que te podría suceder si te pones en la tarea de escribir tus sueños y metas. Podrás recuperar inclusive aquellos sueños que ya habías olvidado y pueden mostrarte el camino para convertirlos en realidad.

Ahora bien, todos contamos con sueños y metas que deseamos alcanzar. No te estoy pidiendo que trates de imaginarte o de visualizar algo que ya no exista en tu mente. Es posible que algunos de nosotros debamos hacer un esfuerzo mayor para volver a recordarlos, debido quizás a que hace mucho tiempo no pensamos en ellos, pero lo cierto es que todos y cada uno de nosotros tenemos metas que deseamos se realicen.

¿Quieres alcanzarlas? ¿Deseas que estos sueños pasen de ser ilusas fantasías a ser una realidad en tu vida?

Entonces da este primer paso, toma un pedazo de papel y un lápiz o ve al final de este capítulo y toma nota de ellos. Escribe todo aquello que viste en la película de tu vida futura. No te preocupes aún sobre cómo vas a lograr alcanzarlas, simplemente escríbelas.

Muchas personas equívocamente empiezan su camino tratando de discernir cómo van a lograr sus metas, cuando aún son un grupo de ideas vagas y borrosas. Recuerda que metas borrosas producirán resultados igualmente borrosos. La respuesta a esta primera pregunta te proveerá dirección; tendrás un punto de referencia en la distancia hacia el cual mirar. El ir por la vida sin metas fijas, sin objetivos claros y bien definidos; el no saber exactamente hacia dónde vas, es como jugar un partido de fútbol sin arcos. Trata de imaginarte esto. ¿Tiene esto algún sentido para ti? Por supuesto que no.

¿Por dónde empezar?

En la práctica, para responder a la pregunta que se plantea en este primer paso requerirá que elabores una lista de todo aquello que deseas lograr a corto y largo plazo. Describe todo aquello que quieres llegar a ser, personal y profesionalmente. Incluye también lo que deseas poder adquirir o aprender y los lugares que deseas conocer. No olvides tus sueños familiares y de recreación. Presta atención a aquellas cosas que puedan impactar positivamente tu salud y tu vida espiritual. Si tienes dificultad en responder esta pregunta, o no sabes por dónde empezar, al final de este capítulo vas a encontrar espacio donde responder a preguntas como las siguientes, que buscan ayudarte a identificar estos sueños, metas y deseos que, como mencioné anteriormente, ya se encuentran dentro de ti.

Si consideras que necesitas más espacio, busca una libreta y escribe las siguientes preguntas en la parte superior y trata de responderlas lo mejor que puedas: "Si dentro de 20 ó 30 años se me pidiera que presentara una lista de todos aquellos logros de los cuales me siento más orgulloso, ¿qué me gustaría poder escribir en esta lista?". "¿Si se me informara que sólo cuento con diez años de vida, cuáles serían aquellas actividades en las que me gustaría invertir ese tiempo?". O simplemente escribe: "He aquí una lista de todo lo que quisiera lograr con mi vida si tuviera el dinero, el tiempo, el talento y el apoyo de mi familia de manera ilimitada".

Toma el tiempo que sea necesario para responder estas preguntas y a los demás interrogantes que encontrarás al final de cada capítulo, de una manera abierta y honesta. Permite que las ideas broten de tu mente consciente y subconsciente. No te detengas a evaluar si es factible que ellas se puedan convertir en realidad. Cree fervientemente que así será, y el logro de tus sueños estará cada vez más cercano.

Escribe todo aquello que te motiva, que te inspira, aquello que logra que una sonrisa brote de tus labios de sólo pensar en ello. Escribe todo sin preocuparte que tan simple o trascendental pueda parecerte. No te detengas a pensar en el precio que tendrás que pagar por cada uno de estos sueños o el esfuerzo que requerirá el alcanzar dichas metas. De ninguna manera permitas que la duda entre en tu mente y te haga cuestionar qué tan realizables pueden ser estas metas que estás escribiendo.

El objetivo de este primer paso no es evaluar tus posibilidades de éxito en el logro de estas metas, ni determinar qué tan lejos te encuentras de ellas o si vas a ser capaz de alcanzarlas. El objetivo inmediato es simplemente plasmar todas estas ideas en el papel. Es sacar esos sueños y metas del lugar donde ahora se encuentran en tu mente y ponerlos en un sitio donde los puedas leer. Eso es todo, y la razón es muy sencilla. Es posible que en este momento residan en diferentes lugares de tu mente subconsciente, decenas, o cientos, o inclusive miles de ideas, de cosas que quieres ser, tener, aprender, adquirir o lograr. El problema con todas estas cosas es que al encontrarse en tu mente y no en un papel, es fácil olvidarlas, y es imposible definirlas con claridad o asignarles cierta prioridad.

Es común encontrar personas que te digan: "Tengo tantas cosas que quiero hacer que no sé por dónde empezar." Otras personas tienen varias metas que quieren lograr en determinado momento y no logran decidirse por cual empezar. Inclusive, he encontrado personas que al realizar este ejercicio, recuerdan con asombro metas que habían olvidado hace muchos años; sueños que en su momento significaron mucho en su vida pero que al no haberlas escrito ni haberles dado prioridad, se perdieron entre las urgencias de la vida diaria.

Todo esto se puede solucionar si tomas el tiempo para escribir en un papel aquello que ya se encuentra en tu interior. Lo mismo sucede en el ámbito empresarial, el 90% de las empresas fracasan por falta de metas y objetivos claros acerca de lo que desean alcanzar; acerca del volumen de ventas que desean generar, el porcentaje del mercado que quieren capturar o el ritmo al cual desean crecer. El resultado son organizaciones ineficientes, que persiguen metas borrosas con fuerzas laborales que no tienen ni idea si sus esfuerzos benefician o no a su empresa.

Hace algunos años, después de una de mis conferencias sobre el éxito empresarial, Roberto Ontaneda, uno de los empresarios asistentes, me pidió una consulta privada para evaluar la situación de su compañía.

Durante la siguiente hora y media, Roberto me comentó acerca de todos los problemas operativos y administrativos de su empresa, los gastos innecesarios, el poco rendimiento de sus vendedores y el caos constante que experimentaba cada día. Me decía: "Ya no siento deseos de ir a la empresa en la mañana, pero no quiero perder toda la inversión de tiempo, dinero y trabajo que he puesto en ella...". Su empresa ocupaba a 45 personas, y en su mejor año las ventas habían sobrepasado los cinco millones de dólares anuales. Sin embargo, en los últimos años sus ventas no lograban sobrepasar el medio millón de dólares.

Después de permitirle presentar lo que, a su modo de ver, podían ser las posibles causas de su pobre situación, le pregunté cuáles eran las metas de su empresa ¿Dónde ves tu empresa en los próximos diez años?, le interrogué, buscando identificar la visión que él tenía de su empresa dentro del mercado.

Un tanto titubeante, Roberto me respondió: "Bueno, pues como todo negocio, mi interés es ganar dinero". Esperé unos segundos a que elaborara un poco más su respuesta, pero para mi sorpresa eso era todo lo que él tenía claro acerca de lo que deseaba lograr para su empresa. No había proyecciones de ventas para los próximos tres años, ni planes concretos de reinversión o expansión hacia otros mercados. No existían análisis comparativos de su competencia, ni proyectos para el desarrollo de nuevos productos.

Al escuchar aquella respuesta, pude ver cuál era, sin duda alguna, la fuente de gran parte de los problemas que su compañía experimentaba.

Mientras que Roberto no sepa a ciencia cierta cuáles son las metas de su empresa, será imposible para sus empleados y colaboradores saber cuáles son los resultados que se esperan de ellos, ya sea en un proyecto determinado, en las responsabilidades implícitas del cargo, o en las metas de la compañía en general. En una empresa es fundamental que el gerente y su grupo de colaboradores conozcan y puedan visualizar claramente cuáles son las metas que se persiguen. Sólo así pueden ellos enfocarse totalmente en los resultados de cada uno de sus proyectos, en los objetivos del cargo y en las metas de la organización.

Es prácticamente imposible sentar metas a corto plazo con nuestros colaboradores, a menos que sepamos cuáles son los objetivos de la compañía a largo plazo. Las grandes empresas saben la enorme importancia de este primer paso. Ellas han entendido que una parte crucial de su éxito es determinar hacia dónde van como empresas, en qué dirección se mueven como organización y como industria. No me estoy refiriendo a las metas anuales o trimestrales únicamente, sino a su misión como empresa. Tanto así que muchas empresas llegan al extremo de tener metas y objetivos para los próximos 100 ó 200 años. Esa clase de visión es fundamental para triunfar, no sólo en nuestras empresas sino también en nuestra vida personal y profesional.

En una empresa es vital que cada una de las personas que conforman el equipo de trabajo tenga sus objetivos individuales claramente definidos, y como grupo, que también existan objetivos claros, de tal manera que los objetivos individuales no vayan en contraposición con las metas del grupo.

Este es un principio que funciona en cualquier situación. En tu familia, por ejemplo, ¿saben tu esposa o esposo y tus hijos cuáles son tus metas personales y cuáles las de la familia? Si ellos no saben cuáles son las metas que como familia buscan alcanzar, no comprenderán la necesidad de pagar el precio que implica lograr dichas metas.

Otro aspecto de gran importancia es entender que debes evaluar periódicamente tus sueños y metas. Esta es otra razón por la cual es importante tenerlas escritas. La evaluación constante se hace necesaria ya que tus metas cambian en la medida en que tus circunstancias, formación y grado de madurez cambian. Tanto como empresa, como a nivel personal, el fijar y revisar tus metas no puede ser un evento de una vez al año. Revisa tus metas personales tan frecuentemente como te sea posible, por lo menos una vez al mes analiza tu lista general y diariamente mira las metas en las que te encuentres trabajando activamente en este momento. A escala empresarial debes revisar cada semana las metas de la organización. La revisión de tus metas de ventas debe ocurrir en compañía de tu grupo de vendedores.

Muchas personas suelen fijar metas o propósitos al comienzo de cada año, y se olvidan de ellos hasta el mes de noviembre o diciembre, cuando vuelven a examinarlos para ver qué tanto progreso han realizado. El problema es que a esa altura es muy poco lo que pueden hacer para tomar las medidas apropiadas o para corregir aquello que necesite corregirse. Cada mes debemos realizar un balance de nuestro progreso hacia nuestras metas.

En mi trabajo de consultoría con inmigrantes recién llegados a Estados Unidos, como primer paso les pido que plasmen en un papel todos los sueños y metas que persiguen. Les ayudo a definir sus metas profesionales, financieras, intelectuales, materiales, recreativas, en fin, todo lo que quisieran realizar en su nuevo país. Una vez hecho esto, se puede entrar a desarrollar el plan de acción para lograrlo.

Roberto estaba fascinado con todos estos conceptos. Le sugerí que empezara elaborando una lista maestra de metas y sueños, no sólo para su empresa, sino también su lista personal. Después de un par de años volví a hablar con él, y me comentó acerca de los grandes cambios que había llevado a cabo en su empresa y en su vida personal. Nuevamente su compañía había encontrado el rumbo del éxito y su vida personal y familiar se habían visto afectadas de manera positiva como resultado de estos mismo cambios.

Al igual que Roberto, he tenido la oportunidad de encontrar miles de personas que le dieron un vuelco total a su vida como resultado de dar este primer paso, y tú puedes hacer lo mismo. La falta de metas claras afecta a un gran número de personas, familias, organizaciones y empresas que, jugando a la gallina ciega, pretenden alcanzar objetivos que no poseen. Recuerda que, como ya he mencionado en varias ocasiones, metas borrosas dan resultados borrosos.

Recuerda que el conocimiento te enseñará cómo hacer algo, pero la sabiduría únicamente llega a aquellos que saben qué es lo que desean alcanzar en sus vidas; aquellos que están dispuestos a pagar el precio por conseguir lo que quieren; aquellos que tienen fe, coraje y persistencia, y que armados de estas virtudes han salido en busca de sus sueños y han adquirido la experiencia para usar este conocimiento y multiplicar el uso de su tiempo y de sus habilidades.

PLAN DE ÉXITO PERSONAL

¿Cuáles son tus sueños?

Las siguientes preguntas buscan ayudarte a encontrar todos los sueños, metas y aspiraciones que se encuentran ocultos en algún lugar de tu mente subconsciente. Es posible que algunas de estas preguntas te parezcan repetitivas, pero respóndelas de todas maneras, buscando dar una respuesta distinta a cada interrogante. Recuerda que el objetivo es identificar la mayor cantidad de sueños, deseos y aspiraciones como te sea posible. Ésta es una de las mejores inversiones de tu tiempo ya que lo que buscas es la materia prima con la cual construir tu plan de éxito.

1. Si dentro de 20 ó 30 años se te pidiera que hicieras una lista de todos aquellos logros de los cuales te sientes más orgulloso, ¿qué te gustaría escribir en esa lista?

a) ____________________

b) ____________________

c) ____________________

d) ____________________

2. Si se te informaran que sólo cuentas con diez años de vida, ¿en qué clase de actividades te gustaría invertir este tiempo?

a) ______________________________

b) ______________________________

c) ______________________________

d) ______________________________

3. ¿Qué sueños o metas quisieras alcanzar si supieses que es imposible fracasar en tu propósito? ¿Tras qué metas saldrías si tuvieses la absoluta certeza que vas a alcanzarlas?

a) ______________________________

b) ______________________________

c) ______________________________

d) ______________________________

4. ¿Qué te gustaría ser, obtener o realizar si contases con el dinero, el tiempo, el talento y el apoyo de tu familia de forma ilimitada?

a) ______________________________

b) ______________________________

c) ______________________________

d) ______________________________

5. Cierra los ojos por un momento y transpórtate mentalmente diez años hacia el futuro.

a) ¿Qué clase de trabajo estarás desempeñando?

____

b) ¿En dónde vivirás? ¿Cómo será tu casa?

____

c) ¿Qué clase de actividades desearías disfrutar aún más, en compañía de tu familia?

____

d) ¿Cuáles serán tus *hobbies?*

____

e) ¿Qué nueva habilidad anhelas adquirir?

____

f) ¿En qué clase de actividades comunitarias quisieras participar?

____

g) ¿Qué clase de automóvil conducirás?

____

6. ¿Qué amas hacer? ¿Qué disfrutas realizar más que cualquier cosa? ¿Qué te produce una mayor satisfacción hacer? ¿Qué te produce un mayor sentimiento de importancia y una mayor autoestima que cualquier otra cosa?

a) ______________________________

b) ______________________________

c) ______________________________

d) ______________________________

7. Si has tomado el tiempo para realizar este ejercicio a cabalidad, seguramente ya lograste identificar algunos de tus sueños y aspiraciones. No obstante, si lo que buscas es identificar todo aquello con lo cual construir un plan personal de éxito, es vital que te asegures de no haber descuidado ninguna de las diferentes facetas de tu vida.

   Por esta razón te sugiero que busques una libreta de notas y en la parte superior de las primeras siete páginas escribe los siguientes títulos:

   - Sueños y metas profesionales
   - Sueños y metas intelectuales
   - Sueños y metas espirituales
   - Sueños y metas familiares
   - Sueños y metas de salud y estado físico
   - Sueños y metas recreativas
   - Sueños y metas financieras

Ahora escribe por lo menos cinco sueños o metas que verdaderamente desees alcanzar en cada una de esas áreas. Recuerda: ¡piensa en grande!

No te detengas a evaluar si lo que estás escribiendo es simple o trascendental, o qué tan alto será el precio que deberás pagar, o qué tan realizables pueden ser estos sueños, teniendo en cuenta tus circunstancias presentes. Simplemente escribe, con la certeza de que todo lo que estás escribiendo será realidad. Una vez termines de identificar por lo menos cinco metas en cada una de estas áreas puedes pasar al siguiente capítulo.

Mantén esta lista a la mano y a medida que continúes leyendo los siguientes capítulos, agrega todas las ideas que broten de tu mente. Durante cada uno de los pasos posteriores te pediré que examines tu lista nuevamente y agregues los diferentes aspectos que llevarán estos sueños más y más cerca de convertirse en realidad.

Segundo Paso:

¿Por qué deseas llegar allí?

Muchas personas suelen ser ilógicas, irrazonables y egoístas...
¡ámalas de todas maneras!
Si haces bien, algunos te acusarán de ser hipócrita y tener motivos alternos...
¡Haz el bien de todas maneras!
Si tienes éxito, ganarás tanto enemigos como falsos amigos...
¡Triunfa de todas maneras!
El bien que hagas hoy, será olvidado mañana...
¡Hazlo de todas maneras!
La honestidad y la franqueza te harán vulnerable...
¡Sé franco y honesto de todas maneras!
Aquellos grandes triunfadores que poseen las ideas más brillantes, pueden ser opacados por las personas más pequeñas con las ideas más estúpidas...
¡Piensa en grande de todas maneras!
Lo que construyas durante largos años puede ser destruido durante una sola noche...
¡Construye de todas maneras!
Ciertamente muchas personas necesitan ayuda.
Sin embargo, algunas de ellas te atacarán si pretendes dársela...
¡Ayúdalas de todas maneras!
Si das al mundo lo mejor de ti, algunos seguramente te abofetearán...
¡Da al mundo lo mejor de ti de todas maneras!

Durante este segundo paso profundizaremos un poco más, hasta descubrir las razones por las cuales estos sueños que has logrado identificar en el paso anterior, son importantes para ti. Al responder la pregunta ¿por qué deseas llegar allí? encontrarás algo más que una simple respuesta o justificación. Encontrarás los valores y principios que gobiernan tu vida.

Tendríamos que remontarnos a los grandes filósofos y pensadores de la antigua Grecia, como Sócrates y Aristóteles, para encontrar los inicios del cuestionamiento acerca de las causas del comportamiento de los seres humanos. ¿Qué nos motiva a comportarnos de ciertas maneras? ¿Por qué estos comportamientos se dirigen hacia ciertos fines y no a otros? ¿Qué nos impulsa a querer alcanzar ciertas metas?

La importancia de buscar respuesta a estos interrogantes radica en que nuestros sueños, deseos y aspiraciones, en fin, todo lo que logramos identificar durante el primer paso, nos muestra el camino a seguir, nos da dirección y nos provee con la motivación inicial para empezar nuestro viaje. No obstante, son nuestros valores los que nos proveerán con la determinación y convicción necesaria para sobreponernos a los obstáculos que seguramente encontraremos a lo largo del camino.

Si no encuentras estas razones que justifiquen el esfuerzo que seguramente requerirá el alcanzar tus sueños, entonces, o no contarás con la fuerza necesaria para empezar, o te darás por vencido ante el primer obstáculo que encuentres, porque son estos valores los que te proveen con la fuerza emocional y la pasión necesaria para seguir adelante. Sin embargo, si logras identificar las razones que justifiquen tu esfuerzo, todos los obstáculos que puedas encontrar a lo largo del camino, no serán lo suficientemente grandes como para impedir que llegues a tu destino.

Los valores que gobiernan tu vida, con frecuencia influyen en tus sueños y metas personales y profesionales. Es más, estos valores conectan tus sueños y metas con tu misión personal, de manera que cuando logras alcanzar objetivos que van de acuerdo con tus valores, su logro es muy gratificante y significativo para tu vida. De otro lado, cuando alcanzas algo que no está de acuerdo con estos valores o va en contra de ellos, su logro te parecerá hueco e insignificante.

Esta era precisamente la situación en que se encontraba una persona, que con su ejemplo mostró la importancia de vivir una vida basada en principios y valores sólidos. Su nombre: Benjamín Franklin. Sus logros muestran cómo el tomar el tiempo para identificar los valores que deseamos que guíen nuestra vida, definirlos claramente, y asegurarnos que nuestras acciones son congruentes con dichos valores, es el camino a una vida productiva, llena de logros, de felicidad y de éxito.

Franklin fue ciertamente un hombre de un optimismo sin límites, conocido por ser uno de los promotores de la independencia de los Estados Unidos, célebre por sus trabajos científicos, el más famoso de los cuales fue el de la llave atada a la cuerda de una cometa, que realizó para estudiar la naturaleza de la electricidad. También se desempeñó en el campo periodístico. Fundó *La Gaceta* de Filadelfia, y además fue pilar en el establecimiento de la primera biblioteca pública de la ciudad.

Podrás darte cuenta que este fue un hombre de muchos intereses, que buscó cosechar éxitos para su propio beneficio, pero también para el de los demás.

No obstante, a los 27 años de edad, Franklin deambulaba por las calles de Filadelfia, frustrado y sintiendo que su vida no tenía dirección. Debido a su amor por la aventura y a su desprendimiento de lo convencional, la vida de Franklin se había visto plagada de frustraciones y sueños fallidos.

Fue durante uno de esos momentos de profunda reflexión, que Franklin dio algunos de los pasos que te pediré que des en este capítulo. Él comenzó a pensar acerca de su misión de vida, de sus metas, y de la necesidad de romper con viejos hábitos que le detenían para alcanzar su verdadero potencial.

Franklin comprendió que si de verdad deseaba aprovechar su potencial al máximo, que si quería realizar un cambio profundo en sí mismo y en el mundo que lo rodeaba, como él ya lo sentía internamente, entonces debía buscar que existiera un estado de mayor correspondencia entre sus acciones, hábitos y actividades diarias y los valores que él sabía que debían guiar su vida.

En su afán por lograr una mayor claridad acerca de los valores y virtudes que le ayudaran a vivir una vida balanceada, plena y feliz, resolvió tomar el tiempo para identificar los diferentes valores que debían proveer dirección a su vida. Luego se dio a la tarea de definirlos en pocas palabras, pero en términos precisos, sin caer en definiciones demasiado vagas o confusas. He aquí algunos de ellos:

Trabajo: Al respecto Franklin escribió: "No pierdas el tiempo. Ocúpate siempre en algo útil y elimina todo lo innecesario".

Sinceridad: La definió de la siguiente manera: "No lastimes a nadie con engaños. Piensa con inocencia y con justicia y cuando hables, hazlo de acuerdo con esto".

Justicia: La sintetizó en las siguiente palabras: "No perjudiques a nadie, ni haciéndole daño, ni omitiendo lo que es tu deber".

Orden: Se hizo la siguiente reflexión: "Ten un lugar para cada una de tus cosas. Ten un momento para cada parte de tu trabajo".

Resolución: Pensó en la importancia del compromiso: "Comprométete a llevar a cabo lo que debes hacer. Haz sin falta lo que te has comprometido a llevar a cabo".

Franklin disfrutó de grandes éxitos en los negocios, en el campo periodístico y en la ciencia. Fue autodidacta en el aprendizaje de la gramática y la literatura, y a los 63 años comenzó a estudiar idiomas, y llegó a dominar el francés, el italiano, el latín y el español. Al examinar la vida de este gran hombre, es posible ver cómo cada una de las metas que alcanzó estaba respaldada por valores y principios sólidos.

De su vida puedes aprender que si tus acciones están basadas en principios y valores claros y sólidos, tú también podrás disfrutar de una vida mucho más productiva. Sin embargo, los valores identificados por Franklin servían a su propósito de vida, tú debes identificar tus propios valores.

Es posible que te estés preguntando: ¿por qué si nuestros valores influyen en nuestros sueños, no identificamos estos valores antes de elaborar nuestra lista de sueños? La única razón por la cual ubico este como segundo paso, es porque encuentro que debido a la correspondencia que hay entre tus valores y tus acciones, es mucho más fácil descubrir tus verdaderos valores examinando tus sueños y tus acciones.

Entonces, ahora que tienes tus sueños frente a ti, quiero que tomes unos minutos para pensar por qué razón deseas alcanzar esos sueños que has identificado. ¿Qué te motiva a querer realizarlos?

Descubre las razones por las cuales estos sueños son importantes para ti y al hacerlo encontrarás los valores y principios que gobiernan tu vida. Veamos un ejemplo específico que muestra este estado de correspondencia entre tus sueños y tus valores.

Digamos que al elaborar tu lista de sueños y metas profesionales durante el paso anterior, encontraste que uno de tus sueños es poder empezar tu propia empresa.

Durante este segundo paso, al tratar de identificar el *por qué* de ese sueño; al tratar de descubrir aquellos valores responsables de crear en ti el deseo de poseer tu propio negocio, encuentras que existen varias razones por las cuales este sueño es particularmente importante para ti. Cierto empresario amigo mío, quien tenía éste como uno de sus sueños, me dio la siguiente respuesta al preguntarle el *por qué* de su deseo de empezar su propia empresa.

Su respuesta fue: "Yo me di cuenta que con mi propia empresa tendría la oportunidad de brindar un mejor estilo de vida a mi familia. Me atraía la idea de saber que mi futuro estaba en mis propias manos y no dependería de las decisiones de otras personas. Sabía que si mi empresa era un éxito, iba a poder dedicar más tiempo a mi familia, podría viajar más e involucrarme más de lleno en los asuntos de mi comunidad".

Ahora bien, si examinas esta idea vas a encontrar algunos de sus valores reflejados allí. Principios totalmente distintos a aquellos expresados por Franklin. Valores como:

1. Yo amo a mi familia y quiero proveer lo mejor para ella.

2. Soy decidido y autosuficiente.

3. Poseo una gran seguridad y paz interior.

4. Disfruto de viajar y conocer nuevas culturas.

5. Soy generoso y me gusta servir a los demás.

Cada una de estas ideas afecta la vida de mi amigo en mayor o menor medida. El amor por su familia es un valor que influyó en su decisión de empezar su propia empresa y seguramente influye en muchas otras de sus decisiones.

¿Ves la dimensión que este paso da a ese sueño que habías identificado previamente? Sin duda, crear tu propia empresa es un gran sueño, y como cualquier gran propósito que emprendas, el entusiasmo inicial te ayudará a sobreponerte a las dificultades que puedas encontrar en un comienzo. No obstante, si no descubres la razón por la cual ese sueño es importante para ti, es muy posible que, en la medida en que encuentres obstáculos mayores, empieces a cuestionar el precio que estás pagando por su logro y comiences a dudar si en realidad es uno de tus sueños. Después de todo ya has vivido hasta ahora sin él, y ciertamente podrás seguir subsistiendo, aun si renuncias a él.

Recuerda que el convertir tus sueños en realidad demanda un compromiso emocional que sólo podrás encontrar cuando logres identificar las verdaderas razones que te han llevado a tomar cualquier determinación.

Quizás esto sea mucho más fácil de entender con el siguiente cuestionamiento. Voy a formularte dos interrogantes respecto al deseo de "empezar tu propia empresa".

La primera pregunta se refiere simplemente al sueño que deseas alcanzar, que es el establecimiento de la empresa en sí; mientras que la segunda pregunta se refiere a los beneficios y resultados que el alcanzar dicha meta traerán a tu vida, los cuales están íntimamente ligados con tus valores personales.

La primera pregunta es: ¿estarías dispuesto a dedicar el resto de tu vida al establecimiento de tu propia empresa? Piensa en ella por unos minutos.

La segunda pregunta es: ¿estarías dispuesto a dedicar el resto de tu vida al logro de un mejor estilo de vida para ti y tu familia, y a establecer las condiciones que te proporcionen paz interior, seguridad y satisfacción personal? Piensa en ella por un momento.

En tu opinión, ¿cuál de estas dos preguntas es más fácil de responder de manera afirmativa? La segunda, ¿no es cierto? ¿Por qué?

Porque al responder "sí" a esta pregunta estás diciendo "sí" a beneficios que responden a valores que, por lo menos en parte, gobiernan tu vida.

Así que si logras identificar estos valores por los cuales estás dispuesto a trabajar, cuando encuentres un obstáculo, por grande que sea, podrás reflexionar y decir: "¡Un momento! Querer tener mi propia empresa no es un simple capricho; no es una manera de alimentar mi ego o sentirme más que los demás. Lo deseo porque verdaderamente creo que mi familia y yo merecemos lo mejor; lo quiero lograr, porque anhelo disfrutar de la paz interior y de la seguridad de poder ir a dormir cada noche sabiendo que mi futuro está en mis manos".

Entonces, el siguiente paso hacia la realización de tus sueños será el identificar los valores detrás de cada uno de tus sueños y aspiraciones. Recuerda que ellos te proveerán con la pasión y el compromiso necesarios para luchar por tus sueños hasta alcanzarlos.

En lo que resta de este capítulo utilizaremos varias estrategias para descubrir los valores que gobiernan tu vida.

Correspondencia entre tus sueños y tus valores

Como ya lo he mencionado, es posible descubrir tus prioridades más importantes y determinar los valores que gobiernan tu vida, a partir de los sueños y deseos que ya has logrado identificar.

Para poder llevar a cabo el siguiente ejercicio, deberás utilizar la lista que desarrollaste durante el primer paso, así que si aún no lo has hecho, te sugiero que busques una libreta y comiences por identificar algunos de tus sueños y aspiraciones personales. Una vez tengas esta lista, sigue las indicaciones que encontrarás a continuación:

1. Aunque eventualmente realizarás esto con cada meta que desees alcanzar, por el momento escoge la meta más importante que buscas alcanzar en cada una de las siguientes áreas: profesional, espiritual, familiar, intelectual, salud y estado físico, financiera, y recreativa. No olvides pensar en grande.

2. Una vez hayas hecho esto, frente a cada uno de tus sueños escribe las razones específicas por las cuales deseas lograrlo. Escribe en términos claros por qué es absolutamente necesario que tú logres cada uno de estos sueños. En una o dos oraciones explica por qué es vital, por qué es cuestión de vida o muerte que alcances esa meta. No descanses hasta que no encuentres una razón que te haga decir: "¡Eso es! Esta es la razón por la cual este sueño tiene que ser realidad".

Cuando logres encontrar esa razón, seguramente habrás identificado uno de los valores que gobiernan tu vida. Haz esto con cada uno de los sueños en los cuales vas a empezar a trabajar. Ahora, si te parecen un tanto extremos los términos: "vital", "absolutamente necesario", "vida o muerte", o "tiene que ocurrir", entonces debes preguntarte si en realidad los que has escrito pueden ser categorizados como tus sueños más importantes.

El siguiente ejemplo te ayudará a dilucidar el proceso que te estoy pidiendo que sigas. Digamos que uno de tus sueños es ir a la escuela de medicina y graduarte de médico. Ahora, toma unos minutos para identificar cuál es la más profunda de todas las motivaciones que te impulsa a querer alcanzar dicha meta.

Ten presente que te estoy pidiendo identificar la más profunda de todas las motivaciones, ya que es posible que la posibilidad de generar grandes ingresos sea una de tus motivaciones. Sin embargo, probablemente no es la fuerza que más ha incidido en tu decisión, puesto que hay muchas otras profesiones que te permitirán generar igual o mayor cantidad de ingresos, así que continúa buscando una razón más poderosa.

Es posible que tu decisión esté influenciada por otras personas. Quizás se deba, en parte, al hecho que tu padre o tu madre ejerzan esta profesión. No obstante, ésta no es tampoco una razón suficientemente poderosa, así que continúa buscando.

Ahora bien, si descubres que la razón por la cual has decidido ir a la escuela de medicina es porque te apasiona el hecho de poder ayudar a las demás personas, particularmente durante sus momentos de mayor necesidad, esto comienza ya a lucir como la descripción de uno de tus valores; llámalo "compasión y servicio a los demás".

Esta sí es una razón de peso, una razón que te involucra emocionalmente en el logro de tu meta. Ella te proveerá con el valor para seguir adelante, aun en los momentos más difíciles. Las otras dos razones, el dinero o la influencia de tus padres, no son suficientemente fuertes. Si ellas son tu única motivación, es posible que cuando experimentes tu primer tropiezo, desistas de tu sueño. Por eso es tan importante lograr identificar aquellos valores prioritarios, ya que ellos son parte de tu carácter.

Recuerda también que si no encuentras una razón lo suficientemente poderosa para alcanzar ese sueño, es posible que no sea uno de tus sueños. Es posible que sólo lo hayas escrito porque se veía bien en tu lista, o porque creías que debías tenerlo o porque alguien más te dijo que ese debería ser uno de tus sueños. Si es así, y no encuentras una razón que te empuje a alcanzarlo, es mejor que lo borres de tu lista. Pero si de verdad lo quieres alcanzar, entonces no te detengas hasta que logres identificar esa razón.

Mantén esta lista a la mano, ya que ella será la materia prima para utilizar en el próximo capítulo. Es importante entender que tus valores cambian a medida que maduras como individuo y tus creencias se fortalecen. Por esta razón, debes examinar tus metas y sueños constantemente.

Benjamín Franklin y la búsqueda de los valores

El proceso de identificar y dar prioridad a tus valores incluye los siguientes pasos:

1. Identificar los diferentes valores que gobiernan tu vida.

2. Ordenarlos de acuerdo con la prioridad que cada uno de esos valores tenga en tu vida.

3. Escribir un pequeño párrafo en tiempo presente acerca de lo que cada uno de estos valores significa para ti.

Para identificar tus valores comienza formulándote las siguientes preguntas: ¿Cuáles son las prioridades más importantes en tu vida? ¿Qué valores y principios defenderías con orgullo? ¿Cuál de tus prioridades tiene más valor para ti?

Tu habilidad para establecer prioridades entre tus valores, sueños, metas, y actividades diarias, es la llave a una mayor efectividad personal.

Todos tomamos decisiones constantemente y siempre optamos por hacer aquello que valoramos más, por encima de aquello que valoramos menos. Tanto es así, que muchas veces la única manera de descubrir qué es lo que verdaderamente valoras, es observando tu comportamiento, tus actividades y las decisiones que tomas día tras día. La manera como empleas tu tiempo lo dice todo acerca de cuáles son tus verdaderos valores y tus prioridades más importantes.

He aquí un ejemplo que clarifica la importancia de dar la prioridad correcta a los valores que gobiernan nuestra vida. Digamos que determinada persona tiene los siguientes valores, en este orden de prioridad:

1. **Espiritual.** Mis creencias espirituales son importantes en mi vida. Uno de mis valores es siempre mantener la paz interior que ahora poseo.

2. **Familia.** Amo a mi familia, soy un gran padre -o madre-. El bienestar de mi familia es uno de los valores que gobiernan mi vida.

3. **Salud.** Disfruto de gran salud. Todas mis acciones, mis metas y mis comportamientos cuidan siempre de no afectar negativamente la gran salud y estado físico del cual disfruto ahora.

4. **Éxito profesional.** Mi éxito y crecimiento profesional son de gran importancia en mi vida. Siempre estoy alerta a todas las oportunidades que puedan significar un progreso en mi profesión.

5. **Integridad.** Mi vida, mi carácter y mi personalidad se caracterizan, sobre todo, por la integridad y rectitud de mis acciones.

Si examinamos los tres primeros valores, parecen estar en el orden correcto. Pero si miramos los dos últimos, éxito profesional e integridad, notamos que para esta persona su éxito profesional tiene mayor prioridad que su integridad. ¿Qué efecto puede tener este hecho en el comportamiento de esta persona? Digamos que ella se encuentra frente a una oportunidad que pudiera significar un ascenso o avance en su profesión. No obstante, dicha oportunidad traerá consecuencias negativas para otras personas.

Una persona para quien su éxito profesional es más importante que su integridad personal, seguramente no tendría ningún inconveniente en considerar dicha oportunidad. De otro lado, una persona para quien su integridad goza de una prioridad mayor que su éxito profesional, seguramente no consideraría ninguna oportunidad que pudiera ir en detrimento de otras personas. ¿Ves la diferencia?

Así que no se trata simplemente de identificar tus valores. La prioridad que les asignes es igualmente importante. Se puede dar el caso de otra persona que posee estos mismos valores, pero su orden de prioridad es:

(1) Profesión, (2) Familia, (3) Salud, (4) Integridad, (5) Espiritual.

Puesto que la profesión es su primera y mayor prioridad, seguramente esta persona estaría dispuesta a sacrificar sus relaciones familiares si el hacerlo le brindase una mejor oportunidad de escalar posiciones en su trabajo.

Muy probablemente tú habrás conocido a alguien cuyo comportamiento, o cuyo estilo de vida demuestra que su profesión es más importante que cualquier otra cosa. Para esta persona cuya profesión es su prioridad principal, poner en peligro su salud física y mental no es demasiado importante, si esto representa un avance en su profesión.

Tristemente debo decir que he tenido la oportunidad de conocer muchas personas que han decidido que su profesión es más importante que su salud. Es fácil, entonces, ver cómo una persona que ha dado este orden de prioridades a los valores que gobiernan su vida encontrará muy difícil tener una vida balanceada y feliz.

Otra manera de organizar estos valores sería la siguiente:

(1) Espiritual, (2) Familia, (3) Salud, (4) Integridad, (5) Profesión.

Una persona que organiza sus valores de esta manera y vive su vida en forma consistente con ellos, será mucho más feliz y saludable que aquella que coloca los logros materiales por encima de los espirituales.

La paz interior ocurre naturalmente cuando nuestras metas y nuestros valores son congruentes. Esto nos facilita determinar si estamos haciendo lo que es verdaderamente importante para nosotros, ya que cuando lo estemos desarrollando siempre nos sentiremos bien en nuestro interior; siempre experimentaremos esa paz que nos dice que nuestras acciones van de acuerdo con nuestras creencias y valores. De otro lado, siempre que realicemos alguna acción que sea inconsistente con nuestros valores, o con el orden que hemos asignado a estos principios, experimentaremos insatisfacción.

Como pueden ver, para alcanzar nuestros objetivos con éxito es vital que nuestros sueños y aspiraciones personales estén respaldados por valores sólidos.

Es importante que periódicamente te detengas a examinar si existen inconsistencias entre tus actividades diarias y tus valores, y si es así, determina qué vas a hacer al respecto.

Si uno de tus valores es tu crecimiento intelectual, y te das cuenta que en los últimos dos años no has leído ni siquiera diez páginas de un libro, pero, en cambio, nunca sacrificas tus tres o cuatro horas diarias frente al televisor, entonces es tiempo de examinar nuevamente tus prioridades y determinar si en realidad estos preceptos son tus verdaderos valores, o simplemente una serie de frases que suenan bien, con las cuales tratas de impresionar a tus amigos.

No obstante, si determinas que en realidad tu crecimiento intelectual es importante para ti, y que la lectura es una de las maneras como puedes lograrlo, entonces el siguiente paso es simplemente desarrollar la disciplina para adquirir de nuevo este hábito.

¿Cómo lo puedes lograr? Ve y compra un buen libro y fija la meta de leer por lo menos quince minutos diarios. Así es como se desarrolla un nuevo hábito: tomando la decisión y actuando inmediatamente. Si identificas tus valores y determinas lo verdaderamente importante en tu vida debes tener el coraje para vivir tu vida de manera coherente con estos valores y eliminar todas las actividades que no van de acuerdo con ellos.

Haz el firme propósito de emplear dos a tres horas en identificar estos valores, en ordenarlos de acuerdo con la prioridad que le asignes a cada uno de ellos y en escribir un párrafo que explique lo que cada uno de ellos significa para ti. Acuérdate de escribir siempre en tiempo presente, siendo suficientemente específico, de tal manera que tus valores no se queden simplemente en vagas generalidades.

Los grandes triunfadores han sabido fundamentar su éxito en un grupo de valores y principios que definen su filosofía de vida. Emerson decía: "No hay nada que dé más dirección a la vida de una persona que un gran conjunto de principios". La Constitución de un país es simplemente el conjunto de los valores que gobiernan las vidas de sus habitantes, y la legalidad de cualquier acción se mide con respecto a este grupo de valores. De igual manera, nosotros tenemos que escribir nuestra propia Constitución para poder con ella, evaluar y validar todas nuestras metas, sueños y actividades.

Estos dos primeros pasos: determinar hacia dónde vamos y descubrir por qué deseamos llegar allí, son una etapa de auto-descubrimiento y auto-evaluación. Es indudable que estos pasos son muy motivantes, ya que abren nuestros ojos y nuestras mentes a aquellas cosas que deseamos alcanzar, y nos ponen en contacto con nuestros sueños, metas y aspiraciones.

PLAN DE ÉXITO PERSONAL

1. En el siguiente espacio escribe la meta más importante que deseas alcanzar en cada una de las siguientes áreas:

   Profesional:

   ____

   ¿Por qué es absolutamente necesario para ti lograr este sueño?

   ____

   ____

   ____

   Espiritual:

   ____

   ¿Por qué es absolutamente necesario para ti lograr este sueño?

   ____

   ____

   ____

   Familiar:

   ____

¿Por qué es absolutamente necesario para ti lograr este sueño?

____

____

____

Intelectual:

____

¿Por qué es absolutamente necesario para ti lograr este sueño?

____

____

____

Salud:

____

¿Por qué es absolutamente necesario para ti lograr este sueño?

____

____

____

Finanzas:

____

¿Por qué es absolutamente necesario para ti lograr este sueño?

____

____

____

Recreación:

____

¿Por qué es absolutamente necesario para ti lograr este sueño?

____

____

____

2. De todos los valores que gobiernan tu vida, ¿cuáles son los más importantes? Recuerda que el orden incorrecto de tus valores puede conducirte al fracaso o, por lo menos, puede ser el causante de no alcanzar tus metas. Identifica los cinco valores de mayor importancia en tu vida, escríbelos en orden de prioridad y defínelos de manera clara.

Primer Valor: ______________________________

Definición: ______________________________

____

____

Segundo Valor: ______________________________

Definición: ______________________________

____

____

Tercer Valor: ______________________________

Definición: ______________________________

____

____

Cuarto Valor: ______________________________

Definición: ______________________________

____

____

Quinto Valor: ______________________________

Definición: ______________________________

3. ¿Qué es aquello que más amas hacer, por encima de otras cosas?

4. ¿Por qué o por quién harías un sacrificio?

5. ¿Qué ideales representarías con orgullo?

6. ¿Qué no aceptarías bajo ninguna circunstancia?

____

7. ¿Se encuentran las diferentes facetas de tu vida representadas en los valores que has logrado identificar? Si la respuesta es NO, ¿qué áreas necesitas incorporar en tu plan de éxito y cómo pretendes hacerlo? ¡Sé específico!

____

____

____

____

____

TERCER PASO:

¿Cuándo esperas lograr tus metas?

La dilación es el miedo al éxito.
La falta de resolución de las personas
es señal del temor al triunfo, que seguramente vendrá
si deciden dar el primer paso con prontitud.
Porque el éxito pesa mucho;
y acarrea muchas responsabilidades.
Es mucho más fácil
posponer nuestras decisiones
y vivir con la filosofía de: "Un día de estos...".

DENIS WAITLEY

Una meta es un objetivo o propósito específico; es mucho más que un simple "qué bueno sería poder tener aquello." Una meta es mucho más que un sueño o un deseo; de cierta manera, una meta es simplemente un sueño con una fecha frente a él.

Aunque en los pasados capítulos hemos utilizado estos términos como si fuesen sinónimos, lo cierto es que un sueño sólo se convierte en una meta cuando le has asignado una fecha específica para su logro y has desarrollado un plan de acción de cómo esperas alcanzarla.

Sin embargo, tan simple como pueda parecer el asignar una fecha a cada uno de tus sueños, puedo aseverar que el no dar este paso es responsable por gran cantidad de fracasos, frustraciones y sueños no realizados. Porque un sueño sin una fecha específica en la cual esperas lograrlo denota una falta de compromiso. No impone ninguna urgencia para su logro; por el contrario, le resta importancia al mismo y te hace más vulnerable a la duda y la dilación.

Así que durante este tercer paso nos enfocaremos en el tiempo. Aprenderemos cómo asignar el lapso apropiado para la realización de cada una de tus metas, tomando en consideración dónde te encuentras con respecto a ellas y qué debes hacer para alcanzarlas. Lo más importante de entender es que cuando asignas una fecha específica para el logro de cierto sueño lo habrás llevado un paso más cerca de convertirse en realidad.

Podríamos decir que desde este momento en adelante es cuando el tiempo se convierte en factor definitivo. El período de tiempo que asignes para el logro de cualquiera de tus sueños debe ser tal, que exija de ti un esfuerzo mayor; que demande el máximo de tu potencial, que requiera el desarrollo de una disciplina fuera de lo común. Sin embargo, debes ser flexible, ya que hay que tener en cuenta los obstáculos a los que debes sobreponerte, y los nuevos hábitos o habilidades que debes adquirir. En otras ocasiones he dicho que no creo que existan sueños irreales, sino plazos irreales para el logro de dichos sueños.

Asignar una fecha específica para el logro de cualquier meta produce varios efectos específicos en ti y en tu comportamiento:

Primero que todo, es una prueba de tu compromiso hacia la realización de dicha meta. Al hacerlo estás poniendo tu reputación en la línea; estás ejerciendo cierta presión que no existía antes, y esta presión será la encargada de ponerte en movimiento.

A comienzo de los años 60, el presidente John F. Kennedy retó a la comunidad científica norteamericana a alcanzar algo, hasta ese momento, nunca antes intentado. Él no los retó a empezar la conquista del espacio. Tampoco los retó a desarrollar un programa espacial, que para aquel entonces era casi inexistente. ¡No! Él los retó a que antes del 31 de diciembre de 1969 ellos se encargaran de llevar un hombre a la superficie de la luna y lo trajeran de nuevo a la tierra.

La meta era muy clara y específica, y el período para su logro, inequívoco. ¿Cuáles fueron los resultados? El 20 de julio de 1969, seis meses antes que se venciera el plazo asignado, la NASA logró llevar a cabo esta hazaña, en parte porque su reputación estaba en juego, ya que el Presidente no hizo esta petición en secreto, sino por televisión frente a centenares de millones de personas.

Cuando dejé Colombia en 1980 y salí hacia Estados Unidos, sin recursos, sin saber el idioma y sin conocer a nadie en este país, lo único que traía conmigo era el sueño de poder obtener un doctorado en Química. Sabía que el logro de este sueño me tomaría ocho años, si todo andaba a la perfección, así que fijé la meta para junio de 1988.

A partir de aquel instante esa se convirtió en mi meta, así se lo dejé saber a mis amigos y familiares y a quien encontrara a lo largo del camino, que yo creyera que podía ser artífice en ayudarme a alcanzar este sueño. Y aun cuando no todo salió como lo había planeado, a finales de 1989 logré obtener mi doctorado; un año y medio después de lo planeado diez años antes. ¡Pero lo logré!

No obstante, si al llegar a Estados Unidos yo hubiese dicho: "¡Ocho años! Es demasiado tiempo, no puedo esperar tanto", y hubiese decidido olvidarme de mi meta, quizás hoy no me encontraría en el lugar donde me encuentro, y seguramente no hubiese podido disfrutar de todo aquello que vino como resultado de alcanzar esta primera meta.

Pero yo no permití que esta fecha, aparentemente distante, me deprimiera o me desanimara en mi empeño. Sabía que este era un sueño que valía la pena perseguir, y estaba dispuesto a pagar el precio. Ahora, más de veinte años después de haber dejado mi país, he podido darme cuenta que en realidad no pagué el precio por el éxito sino que lo disfruté, y que aún sigo disfrutando los resultados. Recuerda que toda meta realmente digna de alcanzar tomará tiempo. No te desanimes si ves que el poder alcanzar tus metas puede tomar varios años, pues a lo largo del camino, tu compromiso con tus sueños te traerá muchos beneficios adicionales.

Un segundo beneficio de asignar una fecha específica para el logro de nuestras metas es que al hacerlo, sabemos con cuánto tiempo contamos para alcanzarla, lo cual nos permite revisar periódicamente nuestro rendimiento y evaluar qué tan rápido nos estamos moviendo hacia la realización de dichas metas. Porque no sólo se trata de alcanzar una meta, sino de hacerlo en un tiempo que nos permita disfrutarla. No se trata de graduarte en la universidad en 20 años cuando pudiste haberlo hecho en cinco, o de lograr tener la casa de tus sueños cuando tengas 80 años; se trata de poner cierta urgencia a nuestros sueños.

Muchas personas profesan querer lograr sus sueños, pero nunca fijan una fecha específica para su logro, dejándolo a la merced del destino. Ellos operan bajo la premisa que: "ya se dará cuando sea el momento correcto" o "ya el destino se encargará de que ocurra a su debido tiempo". Por esta razón nunca se paran a evaluar si se están acercando a su sueño o no, y con el tiempo terminan por olvidarse de él.

Una fecha específica te obliga a auto-evaluarte, te da un punto de referencia, y más importante aún, te ayuda a seleccionar el mejor plan de acción y escoger el mejor vehículo para lograr dicha meta.

Quizás un sencillo ejemplo ilustre mejor este punto. Si te encuentras en Nueva York y deseas ir a Los Ángeles, frente a ti se encuentran un gran número de alternativas para ir de Nueva York a Los Ángeles. Puedes irte en autobús, en tren, en avión, en auto, en bicicleta, caminando, en barco, en fin, sé que entre tú y yo podríamos identificar cientos de distintas maneras de realizar este viaje.

¿Cuál escoger, cuando tienes tantas opciones frente a ti? No es que una sea mejor que otra, simplemente son diferentes. Unas son más económicas, otras más rápidas y otras más divertidas, pero todas pueden lograr el objetivo deseado. El único factor diferencial entre ellas es la cantidad de tiempo que tomará llevar a cabo dicho viaje.

Lo mismo sucederá con los objetivos que te propongas alcanzar. Una vez los identifiques, encontrarás que no es fácil decidir qué camino tomar. Unos te llevarán allí más rápidamente, pero exigirán mayores sacrificios; otros serán más fáciles pero tomarán más tiempo, mientras que otros requerirán el aprendizaje de nuevas habilidades. Ante tal variedad de alternativas, muchas personas nunca comienzan su camino hacia la realización de sus sueños, porque no logran decidir cuál será la mejor opción.

El contar con tantas opciones es suficiente para crear tal ansiedad en ellos, tal temor de escoger el camino equivocado, tal estrés ante la posibilidad de tomar la decisión incorrecta y no alcanzar su sueño, que prefieren posponerlo hasta cuando tengan una mayor claridad acerca de cuál camino tomar. Por supuesto, como muchos de ustedes podrán imaginarse, en la mayoría de los casos estas personas terminan por posponer sus sueños indefinidamente.

Sin embargo, ¿qué sucede si tu objetivo de ir a Los Ángeles va acompañado de una fecha? ¿Qué cambiaría en esta ecuación si tú decides que quieres llegar allá, no "un día de estos", o no "cuando se pueda", ni "lo más rápido posible", o "cuando Dios quiera", como muchas personas suelen hacer con sus sueños? ¿Qué sucede si tu compromiso es llegar allí mañana mismo?

¿Qué efecto tiene esta fecha en tu comportamiento hoy? Pues, por un lado, comienzas a preparar el viaje inmediatamente. Pero más importante aún: ¿cuál es el único medio de transporte que te permitirá llegar a Los Ángeles mañana mismo? El avión.

¿Ves? El colocar una fecha específica ha hecho mucho más fácil el seleccionar la mejor manera de llegar allí. El solo hecho de colocar esta fecha nos ha permitido identificar la mejor opción, el vehículo más apropiado para lograr nuestro objetivo. No obstante, este enorme beneficio es posible sólo cuando has asignado una fecha al objetivo que pretendes alcanzar.

De la misma manera, no es lo mismo decir: "en exactamente un año tendré ahorrados veinte mil dólares para comprar una casa", que decir, "en unos años, cuando logre ahorrar unos veinte mil dólares, pensaré en comprar una casa", o "en los próximos diez años voy a proponerme ahorrar lo suficiente para comprar una casa".

Lo específico de la fecha, el año que te has dado para ahorrar ese dinero, te obligan a examinar el mejor camino para lograrlo. Seguramente encontrarás que debes ahorrar más, que debes eliminar ciertos gastos, o quizás, conseguir otro trabajo, si en verdad quieres lograr tu meta en un año. Sin embargo, estas mismas cosas pueden no parecer necesarias si la meta es a cinco o diez años, o si no hay una fecha determinada. ¿Ves la enorme diferencia que hace el contar con una fecha definitiva?

Otro gran beneficio de saber cuándo esperas haber alcanzado tu meta es que podrás darle prioridad a aquellas actividades que te permitirán lograrla. Saber que cuentas con un tiempo específico te dará *singularidad de propósito*, te ayudará a desarrollar una visión enfocada en resultados, y una actitud positiva hacia las actividades y trabajos que debas realizar.

Crearás en tu mente una actitud diferente hacia el significado de la palabra tiempo. Esta nueva apreciación te permitirá tomar control de tus actividades diarias para asegurarte que éstas van de acuerdo con tus metas a largo plazo. A continuación exploraremos ciertas ideas que te permitirán adquirir una nueva apreciación del concepto de tiempo y cómo puede éste incidir en tu éxito.

Cómo tomar control de tus actividades diarias

Cuando tengas tus sueños y tus valores claramente definidos; una vez hayas dado los pasos señalados anteriormente, sólo entonces estarás en posición de sentar prioridades en lo referente a tus actividades. Déjame darte cuatro ideas que te pueden ayudar a tomar control de tu tiempo, de tu día y de tus actividades.

1. El economista italiano Wilfredo Pareto presentó en 1895 lo que él denominó la regla del 80% versus el 20%. Pareto separó las diferentes actividades de la persona promedio en dos grupos: las pocas cosas vitales y las muchas cosas triviales.

   Él determinó que el 20% de las actividades que una persona realiza, producen un 80% de los resultados, mientras que el otro 80% de las actividades en un día promedio de una persona cualquiera no producían más que un 20% de los resultados. En otras palabras, el 80% de nuestro éxito es el resultado del 20% de nuestro trabajo.

   Este principio se ha aplicado virtualmente a todas las áreas de la vida. Se ha encontrado que en una empresa, por ejemplo, el 20% de los clientes producen el 80% de los negocios. En una tienda o almacén, el 20% de los productos son responsables por el 80% de las ventas. Un 80% del negativismo a que estás expuesto en tu círculo personal, generalmente proviene del mismo 20% de personas.

   Así pues, un 20% de aquellas actividades que llevas a cabo diariamente, son responsables por un 80% del éxito que experimentas, mientras que el otro 80% de tus actividades representan únicamente un 20% de tu éxito personal. Por esta razón, es fundamental que midas todas tus actividades con esta regla del 80-20, puesto que tu objetivo debe ser el lograr enfocar tu esfuerzo en aquellas actividades que forman parte de ese 20% que es responsable por la mayor parte de tu éxito.

Pregúntate: ¿es esta actividad que estoy realizando, o que estoy a punto de realizar, parte del 20% que producirá el 80% de mi éxito? Si adquirieras el hábito de hacer esto, tu efectividad aumentaría enormemente. Toma el tiempo necesario para pensar antes de actuar y concéntrate en el 20% de las actividades que son responsables por la gran mayoría del valor de tus acciones. ¿Qué actividades pertenecen a este 20%? Piensa en todo aquello que contribuye a tu desarrollo personal y que te acerca a la realización de tus sueños.

Curiosamente, una gran mayoría de las personas andan tan ocupadas con las trivialidades y preocupaciones de la vida diaria, que no tienen tiempo para lo realmente importante en sus vidas. Zig Ziglar dice constantemente: "Debes dejar de ser una generalidad andante y desarrollar singularidad de propósito".

Tú mejor que nadie sabes cuáles de todas tus acciones, hábitos y actividades forman parte de ese 20% responsable por la mayor parte de tu éxito profesional, familiar y personal. Así que en los siguientes renglones identifica las que tú consideras son las diez actividades de mayor importancia y trascendencia para tu éxito personal. Actividades, hábitos o acciones que tú sabes que de ser realizados te irán acercado hacia la realización de tus sueños. Una vez las escribas, léelas y realiza un auto-examen para determinar si las estás realizando con la frecuencia y disciplina con que deberías estar haciéndolo.

1. ______________________________

2. ______________________________

3. ______________________________

4. ______________________________

5. ______________________________

6. ______________________________

7. ______________________________

8. ______________________________

9. ______________________________

10. ______________________________

2. La segunda clave que te ayudará a establecer prioridades entre tus actividades, es saber separar lo urgente de lo importante. Cuando menciono la necesidad de lograr administrar tu tiempo, en realidad me estoy refiriendo a asumir el control de tu comportamiento. El tener dominio de tus actividades diarias, mirando si éstas son consistentes con tus metas, misión y valores personales, es parte fundamental de tu plan de éxito.

¿Qué actividades son realmente importantes y cómo puedes diferenciarlas de las simples urgencias? Sólo podrás responder a esta pregunta, una vez logres descubrir el verdadero significado de estas dos palabras.

Tanto la palabra "importante" como la palabra "urgente" son adjetivos que califican una acción. La primera se refiere a aquellas acciones que están íntimamente ligadas a tus metas, tus valores y tus sueños. Todo aquello que te lleve más cerca de la realización de tus sueños merece tu consideración y esto lo hace importante. Todo aquello que pueda alejarte del logro de tus metas es vital y también merece tu atención. Entonces, el término "importante" lo reservaremos exclusivamente para aquello que pueda hacer mella en nuestra misión personal, nuestros valores y la realización de nuestras metas.

De otro lado, la palabra "urgente" se refiere a todo aquello que demanda acción inmediata, pero que, puede tener o no, importancia para ti.

Todas las actividades que realizamos durante el día, poseen diferentes grados de urgencia e importancia, y estos niveles nos pueden permitir examinar la relevancia que cada una de ellas tiene en nuestro plan de éxito. Si revisamos de cerca todas nuestras acciones, podremos ver que, independientemente de su naturaleza, ellas pertenecen a una de las siguientes tres categorías:

A. **Trivialidades**: Actividades que te hacen desperdiciar tu tiempo; carecen tanto del sentido de inmediatez como de una importancia real.

B. **Urgencias**: Actividades que requieren atención inmediata. No obstante, su importancia es relativa.

C. **Prioridades**: Actividades fundamentales para el logro de tu éxito; gozan de gran importancia, pero no requieren la acción inmediata que caracteriza a las urgencias.

A. **Trivialidades.** Estas actividades no son urgentes ni tampoco importantes; ellas pueden ser catalogadas como simples banalidades. Desperdiciar el día frente al televisor, involucrarse en chismes, tener malos hábitos, buscar mala lectura, tener vicios. Todas estas son actividades que no son urgentes, y menos aún importantes. No obstante, por alguna razón un gran número de personas sucumbe ante estas trivialidades, y les dan prioridad sobre aquello que es realmente importante, convirtiéndose en sus esclavos.

La aparente falta de control sobre su tiempo y sobre su vida, que muchas personas experimentan, es precisamente el resultado directo de malgastar una gran cantidad de tiempo en actividades triviales y sin importancia. Si en verdad deseas tener más tiempo para trabajar en convertir tus sueños en realidad, te sugiero que a partir de ahora examines cuidadosamente todas las actividades que normalmente llevas a cabo y te preguntes: ¿Es esto realmente importante para mi vida y para mi futuro? ¿Es este el mejor uso que puedo dar a mi tiempo en este momento?

Recuerda que únicamente el 20% de tus actividades son responsables por la mayoría de tus logros. Enfócate en realizar las actividades que forman parte de ese 20%. Haz el firme propósito de identificar todas las trivialidades que te están robando tu tiempo y comienza a deshacerte de ellas, reemplazándolas con actividades orientadas hacia el logro de tus metas.

B. Urgencias. El segundo tipo de actividades en el cual las personas suelen emplear su tiempo es respondiendo a las urgencias, características del diario vivir. Sin embargo, como ya lo mencionara, éstas no necesariamente responden a aquello realmente importante para nuestro éxito. Una gran mayoría de las actividades que se encuentran en esta categoría, son distracciones que generalmente no están asociadas con aquello prioritario en nuestra vida.

Existen varios tipos de urgencias. Para entender la diferencia que hay entre ellas, es importante recordar que en nuestra definición de la palabra *urgencia* anotábamos que éstas son actividades que demandan nuestra atención inmediata, pero no siempre suelen ser importantes. Basados en esta definición podemos identificar tres tipos de urgencias:

a. Las distracciones, que carecen de total importancia para nuestro éxito.

Te encuentras en la oficina realizando una actividad de cierta importancia y un compañero de trabajo te dice: "Carlos, ven rápido, que quiero mostrarte el último programa que instalé en mi computadora. Te vas a sorprender de todo lo que hace". Treinta minutos más tarde, te das cuenta que has desperdiciado media hora en algo totalmente inconsecuente. Es obvio que esta actividad era urgente para tu amigo, pero no para ti. Puedes evitar estas distracciones aprendiendo a decir "NO".

b. Las cotidianidades, aquellas actividades que requieren nuestra atención, pero que no pueden ni deben llegar a ser el centro de nuestra existencia.

Ciertamente ganarse la vida para tener el dinero con qué comer, pagar la renta y vestirte es una actividad tanto urgente como importante. No obstante, lo que no puedes permitir es que ella se conviertan en tu única prioridad. Las personas que permiten que esto suceda terminan subsistiendo y se olvidan de vivir. Tu misión personal va mucho más allá de pagar la renta, vestirte y comer. La semilla de grandeza se encuentra dentro de ti. Tú tienes la oportunidad de perseguir grandes sueños que no sólo pueden cambiar tu vida sino que pueden modificar el curso de la humanidad. Así que debes pensar en grande.

Mi buen amigo Jack Leber solía decir al respecto: "Si nos encargamos de solucionar lo realmente importante, lo urgente suele solucionarse por sí solo". Evita caer en la trampa de concentrarte tanto en las urgencias de la vida diaria, que olvides prestar atención a aquello que es verdaderamente importante en tu vida.

c. Las crisis, cuya urgencia es el resultado de desatender actividades que deberían estar bajo nuestro control.

Es indudable que en ocasiones se presentan emergencias en nuestra vida que requieren de nuestra atención inmediata. No obstante, a través de los años he podido descubrir que muchas de las llamadas *crisis o emergencias* no son más que el producto de nuestros propios malos hábitos. Muchos de nosotros posponemos indefinidamente actividades que están bajo nuestro control: la comunicación con nuestros hijos, el pago de cuentas y recibos, la visita al médico, y cosas por el estilo.

Las posponemos quizás esperando que se solucionen por sí solas, hasta que un día nos encontramos con otra urgencia, con otra crisis en nuestras manos. Nos encontramos con la sorpresa de que nuestro hijo o hija tiene un problema de drogadicción, o nos vemos en aprietos tratando de pagar cuentas apresuradamente, en condiciones desfavorables, o debemos pasar varios días en el hospital como consecuencia de una enfermedad que no atendimos a tiempo.

Curiosamente, mientras nos encontramos enfrentando estas *crisis*, tratamos de justificar nuestra falta de organización y la pobre administración de nuestro tiempo, argumentando que simplemente hay demasiadas urgencias o emergencias que no podemos prever, y que indudablemente no permiten la implementación de un plan y la organización de nuestro tiempo.

La única manera como podemos deshacernos de estas falsas emergencias es llevar a cabo con prontitud y sin retardos innecesarios, todo aquello que sabemos que tiene que hacerse, antes que ello llegue a convertirse en una emergencia.

C. **Prioridades.** Finalmente, tenemos las prioridades, que son aquellas acciones o actividades no urgentes, pero sí importantes. Éstas constituyen las acciones a las cuales debemos prestar más atención puesto que son de gran importancia para nosotros al estar íntimamente ligadas a nuestras metas, valores y sueños, pero no demandan nuestra atención inmediata, y por esta razón muchas veces tendemos a posponerlas o ignorarlas completamente.

Así que nuestro principal objetivo es identificar estas actividades que sabemos que son importantes para la realización de nuestros sueños y, posteriormente, revestirlas con el carácter apremiante del que deben gozar.

Durante mis conferencias suelo preguntar a los asistentes cuántos de ellos consideran que deberían leer más. Casi al unísono todos responden de manera afirmativa ante este interrogante. Entonces les digo: "Muy bien, obviamente todos ustedes han puesto un gran valor e importancia a la lectura. Sin embargo, al decir que deberían leer más, están admitiendo que en este momento no lo están haciendo ¿por qué?".

¿Sabes por qué? Porque los libros no vienen equipados con dispositivos que les permita llamar la atención de quien pasa a su lado en la tienda de libros. Ellos no le pueden gritar al potencial lector: "Oye, ¡ábreme y léeme!". Mientras la persona misma no se encargue de darle cierto carácter apremiante a su lectura, el libro esperará pacientemente hasta que ella asuma una actitud proactiva ante la lectura. Hasta que tú no hagas de la lectura una actividad no sólo importante sino también urgente, no tomarás acción, y ésta pasará a ser otra de aquellas cosas importantes que aún no haces, porque no le has dado la prioridad que merece.

3. La tercera idea que te ayudará a establecer un orden de prioridades entre tus actividades diarias es preguntarte: ¿cuál es el impacto que tendrá en mi futuro esta acción que estoy a punto de realizar? Se ha descubierto que si algo es realmente trascendente, el hacerlo o dejarlo de hacer tendrá grandes consecuencias –positivas o negativas– en tu futuro. Si te preguntas esto al comienzo de toda actividad, podrás determinar si la acción que estás a punto de realizar es una de las prioridades importantes en tu vida o no.

Evita hacer aquello que es totalmente intrascendente para ti y tu futuro, ya que el gastar tiempo en ello no producirá ningún resultado. El encontrarte leyendo este libro, por ejemplo, potencialmente puede tener un gran impacto en el resto de tu vida, si así lo deseas. Proseguir tus estudios, incrementar la comunicación con tu esposa o tus hijos, son actividades que pueden tener un gran impacto positivo en tu vida, si las tomas en serio, o negativo, si las ignoras.

De otro lado, ver televisión, o leer el periódico, son actividades de baja prioridad, porque fuera de proveer cierta distracción pasajera no van a tener un impacto positivo en tu familia, o en tu vida. Nada trascendental va a ocurrir como resultado de leer el periódico todos los días.

4. La cuarta idea se basa en la gran diferencia que existe entre hacer las cosas correctas y hacer correctamente las cosas. Hacer las cosas correctas es determinar qué es aquello que te acercará al logro de tus metas y actuar. Hacer correctamente las cosas es simplemente hacer bien lo que estés haciendo en determinado momento, así sea importante o no para tu éxito personal; o que te acerque o no al logro de tus metas.

No es suficiente hacer bien las cosas; es fundamental que aquello que estás ejecutando de manera eficiente sea algo que esté contribuyendo a tu éxito personal. Es posible que estés haciendo todo bien y aun así, que te estés alejando de tus metas.

Es muy sencillo, en la carrera de los 100 metros, en una competencia entre Carl Lewis, que es uno de los hombres más veloces del mundo y yo, lo único que tengo que hacer para asegurarme el triunfo es lograr que Carl Lewis corra en dirección opuesta a la meta. Quizás el ejemplo te parezca absurdo, pero lo cierto es que en mi carrera como asesor empresarial, he encontrado muchas personas que avanzan a pasos agigantados en dirección opuesta a las metas que creen poseer.

Parte del problema es nuestra confusión con los términos "eficiencia" y "efectividad". Efectividad significa seleccionar la actividad más importante de todas aquellas que tengas frente a ti en determinado momento, y hacerla bien. Eficiencia es simplemente hacer bien lo que estés haciendo en determinado momento, así sea o no importante para tu éxito personal o profesional. Por tal razón, tomar la mejor decisión en cuanto a cómo usar tu tiempo es mucho más importante que aumentar la eficiencia con que puedas estar realizando cualquier labor.

¿Ves la diferencia? Poco contribuirá a tu éxito personal el ser el empleado más eficiente en tu trabajo, si este trabajo no está contribuyendo a tu éxito personal; si no te está ayudando a desarrollarte profesionalmente; si no te satisface. Brian Tracy, consultor en administración del tiempo, decía en una de sus conferencias que la persona promedio emplea entre 30 y 40 años de su vida trabajando, y que uno de los mayores ladrones de su tiempo era el invertir todos estos años en el trabajo equivocado. O, colocándolo en otros términos: ser bastante eficiente en algo poco efectivo.

Al sentar prioridades entre tus actividades diarias ten en cuenta estas cuatro claves y asegúrate que todo paso que des te conduzca hacia la realización de tus sueños.

PLAN DE ÉXITO PERSONAL

Si ya has dado los dos pasos anteriores, en este momento tu lista contiene muchos de tus sueños, deseos y aspiraciones, personales, familiares y profesionales. También habrás podido identificar las razones por las cuales estos sueños son importantes para ti. Así que ahora, examinando la importancia de cada uno de estos sueños y qué tan lejos te encuentras de ellos, asigna una fecha específica para la cual te gustaría ver realizado cada uno de ellos. Ten presente las habilidades y hábitos que debes desarrollar para poder alcanzarlos.

Por ahora no tienes que hacer esto con todos y cada uno de tus sueños. Selecciona aquellos que por su importancia y trascendencia deseas llevar a cabo en primera instancia y concéntrate en ellos. Más adelante, en la medida en que alcances estas metas, vuelve a tu lista maestra y selecciona otras metas en las cuales trabajar.

1. ¿Administras tu tiempo de manera que puedas trabajar en aquello que es verdaderamente importante en tu vida?

   ____

   ____

   ____

2. ¿Cuáles son los enemigos más comunes de tu tiempo? Enumera aquellos malos hábitos que no te permiten ser tan efectivo como podrías.

a. ______________________________

b. ______________________________

c. ______________________________

d. ______________________________

e. ______________________________

3. ¿De todas las actividades que llevas a cabo durante uno de tus días, cuántas crees que verdaderamente pertenecen al 20% que será responsable por tu éxito? Haz una lista de cinco de ellas.

a. ______________________________

b. ______________________________

c. ______________________________

d. ______________________________

e. ______________________________

4. ¿Cuánto tiempo a la semana le dedicas a la revisión de tus metas a largo y corto plazo?

____

____

5. ¿Posee cada una de tus metas una fecha definida para la cual esperas haberla logrado? Haz una lista de tus

cinco metas más importantes y coloca frente a cada una de ellas la fecha para la cual esperas verla convertida en realidad.

	Meta	**Fecha**
a.	______________________________ ______________________________	______________
b.	______________________________ ______________________________	______________
c.	______________________________ ______________________________	______________
d.	______________________________ ______________________________	______________
e.	______________________________ ______________________________	______________

6. Elabora una lista de todas las actividades que forman parte de un día promedio; procura ser lo más específico posible. Después examina las metas que escribiste en el punto anterior, y pon una marca frente a todas aquellas actividades de tu día que van dirigidas hacia la realización de dichas metas. Sé totalmente honesto contigo mismo. Los resultados pueden sorprenderte. ¿Qué piensas hacer al respecto?

____

____

____

____

____

____

____

____

7. Escribe a continuación todas las trivialidades y actividades de poco valor que te están robando tu tiempo. Léelas; sé consciente del mal que te hacen y toma la decisión de erradicarlas de tu vida hoy mismo.

a. ____

b. ____

c. ____

d. ____

e. ____

Léelas nuevamente y pregúntate, ¿es esto realmente importante para mi vida y mi futuro? ¿Es éste el mejor uso que puedo dar a mi tiempo en este momento?

CUARTO PASO:

¿Con qué cuentas y qué necesitas aprender?

Aquel que no sabe, y no sabe que no sabe
es un idiota... Evítale.
Aquel que no sabe, y sabe que no sabe
es un ignorante... Enséñale.
Aquel que sabe y no sabe que sabe
está dormido... Despiértale.
Aquel que sabe y sabe que sabe
es sabio de verdad... Síguele.

PROVERBIO ÁRABE

Este cuarto paso consiste en determinar con exactitud dónde te encuentras ahora con relación a tu meta, con qué cuentas y, más importante aún, qué necesitas aprender para llegar allí. Durante el primer seminario motivacional al cual tuve la oportunidad de asistir hace muchos años, Zig Ziglar decía, refiriéndose a la necesidad de aprender:

"Lo más probable es que en este preciso momento todos nosotros estemos ganando el máximo, con lo que ahora sabemos, que hayamos llegado lo más lejos posible con el conocimiento con que ahora contamos. Si deseamos ir aún más lejos de donde ahora nos encontramos, sólo lo lograremos aprendiendo más. Debemos estar dispuestos a pagar el precio, en términos de lo que necesitamos leer, escuchar, aprender y asimilar".

Esta idea es la esencia de lo que encontrarás en este cuarto paso. Porque lo cierto es que tú eres quien eres en este momento, y te encuentras donde estás, como resultado de todas tus vivencias, habilidades aprendidas, hábitos desarrollados y conocimientos adquiridos a lo largo de tu vida. Todo aquello que forma parte de tu historia personal ha forjado la persona en la cual te has convertido.

Muchas de esas experiencias han sido positivas, han ayudado a formar tu carácter y a reafianzar tu potencial. Seguramente este historial contiene también vivencias o hábitos negativos, que igualmente han contribuido a que te encuentres en tu situación actual. Todas estas destrezas de una u otra forma son responsables por tus actuales circunstancias.

Muchas personas emplean la mayor parte de su vida culpando a su pasado por la mediocridad de su presente. Otras, deciden romper las cadenas que las atan a un pasado que no ha sido benevolente con ellas, y logran forjarse un futuro mejor, sobreponiéndose a las circunstancias que puedan estar experimentando.

Sin embargo, aún más importante es entender que independientemente de que tus vivencias hayan sacado a relucir el máximo de tu potencial, o que hayan sido contraproducentes en tu vida, tú puedes cambiar lo que eres y donde te encuentras en este momento, si cambias la clase de información con la cual estás alimentando tu mente. Si tú no estás contento con quien eres; si no estás contento donde te encuentras, aún estás a tiempo de cambiar.

El pasado ya fue y lo importante es la manera como tú veas tu futuro. La perspectiva que tengas de tu futuro influye en tu modo de pensar, en tu manera de actuar y en tu productividad hoy, lo cual, obviamente, determina tu futuro.

Es simple, no hay absolutamente nada que puedas hacer acerca de ninguno de los hechos que forman parte de tu pasado, ya sea que estos hayan tenido un impacto positivo o negativo en tu vida. Ellos son parte de tu pasado, y no son tan importantes para tu futuro, como las decisiones que tomes hoy.

Recuerdo que en uno de los primeros programas de radio que tuve la oportunidad de dirigir en la Ciudad de Nueva York, una de las oyentes que llamó al programa, hablaba del estado de frustración en que se encontraba. Antes de emigrar a Estados Unidos había estudiado un par de semestres de química farmacéutica en su país natal, pero al llegar a su nuevo país debió olvidarse de todo para atender las urgencias de su nuevo modo de vida. Ahora, seis años después, se encontraba trabajando en una fábrica, sin saber aún el idioma y sin mayores perspectivas hacia el futuro.

Tanto me conmovió su situación que decidí tomarla como un caso para demostrar la validez de los pasos que he presentado a lo largo de este libro.

Desarrollamos un plan de acción que incluía desde estrategias para cambiar su actitud personal, hasta metas específicas para aprender inglés, evaluar los conocimientos profesionales ya adquiridos, e identificar el programa educativo que mejor respondiera a sus sueños y metas profesionales.

Armada con este nuevo plan de acción, ella comenzó a trabajar en su plan de éxito. No todo salió tal como lo habíamos planeado. El mayor cambio que debió realizar fue en su actitud y su autoestima. Cuatro años más tarde, esta chica ecuatoriana había aprendido el idioma, obtenido su grado de química, y cambiado la fábrica donde ganaba el salario mínimo, por un trabajo como investigadora auxiliar en una compañía farmacéutica.

Todo esto lo logró como resultado de tomar la decisión de cambiar su situación y aprender lo que fuera necesario para ir de donde se encontraba en aquel momento hasta donde quería llegar.

Entonces, ahora que sabes cuáles son tus metas, por qué deseas alcanzarlas y cuándo deseas lograrlas, determina dónde te encuentras con respecto a ellas, con qué cuentas en tu arsenal de aptitudes y conocimientos y qué nuevas habilidades necesitas desarrollar para alcanzarlas.

Muchas personas nunca dan este paso. El temor a descubrir el precio que deben pagar por el logro de sus sueños, los amedrenta. El saber que seguramente tendrán que cambiar ciertos hábitos o adquirir nuevas habilidades es suficiente para hacerlos desistir de sus metas.

He conocido personas que confiesan, sin esperanza alguna, que la única posibilidad de alcanzar sus sueños sería ganándose la lotería o heredando una fortuna. Han puesto sus sueños en las manos del azar y la casualidad, simplemente porque no están dispuestas a pagar el precio del éxito.

De nada vale poseer un ardiente deseo de triunfar si éste no está acompañado por el deseo de prepararnos, de cambiar y de crecer.

Norman Vincent Peale, uno de los escritores motivacionales más respetados y exitosos de todos los tiempos, afirmaba que en una época de su vida él sufría del peor complejo de inferioridad imaginable. Peale decía que finalmente aprendió, no cómo eliminarlo, sino cómo lidiar con él. Recuerda cómo una tarde después de clase, su profesor le dijo: "Norman, tú eres un excelente estudiante, pero cuando te hago una pregunta tu cara se pone extremadamente roja, te invade una pena y un temor exagerado, y tus respuestas generalmente son muy pobres, ¿qué te pasa?".

Después de aquel incidente, Norman Vincent Peale cuenta cómo él comenzó a leer los ensayos de Emerson, las Meditaciones de Marco Aurelio, y en estos y otros grandes libros descubrió que con los poderes que residían en la mente humana todo problema podía ser solucionado. De esa manera comenzó a desarrollar su propia filosofía, la cual, más adelante, transcribió en su gran libro "El poder del pensamiento positivo". Todos podemos cambiar nuestros hábitos y comportamientos si sólo modificamos la clase de información con la cual alimentamos nuestra mente.

Esta pequeña anécdota de Norman Vincent Peale ilustra a la perfección el propósito de este cuarto paso. Él descubrió cuál era su problema, y comenzó inmediatamente a trabajar en él. Adquirió nuevas habilidades sin desaprovechar las aptitudes con que ya contaba. Ahora te pregunto a ti: si Norman Vincent Peale puede pasar de ser una persona con un terrible complejo de inferioridad a ser uno de los más reconocidos escritores y conferencistas en el área de la auto-estima, imagínate lo que puedes hacer tú.

He aquí el paso que te permitirá descubrir el precio que debes pagar para alcanzar tus metas. Si no estás dispuesto a aprender todo lo que necesites, o a escuchar a aquellos que te han precedido y han triunfado; si no estás dispuesto a prepararte, debes examinar de nuevo si la lista que has elaborado previamente contiene sueños que realmente deseas realizar, o si son simples fantasías con las cuales entretienes tu mente.

¿Con qué cuentas?

En tu interior existe un enorme potencial, el cual tienes que cultivar y al cual debes dar salida si deseas convertir tus sueños en realidad. Siempre he creído que es allí donde se encuentran las respuestas a todos los interrogantes que puedas tener sobre cómo lograr tus metas. Tan seguro estoy de esto, que uno de los valores sobre los cuales he construido mi empresa es la certeza que dentro de cada ser humano se encuentra la semilla de grandeza necesaria para triunfar.

Por esta razón este capítulo no se titula: *qué necesitas aprender*, únicamente. Se titula: *con qué cuentas y qué necesitas aprender.* Gran parte de lo que vas a necesitar para alcanzar tus sueños ya lo sabes, lo único que necesitas hacer es recordarlo. Es triste ver que son pocas las personas que piensan en buscar dentro de sí mismas algo que siempre ha estado allí: el secreto para vivir una vida plena y feliz. Que triste que en medio de nuestra ceguera no nos sintamos merecedores de portar tan valioso legado.

Una gran mayoría de las personas no son conscientes de los grandes dones y habilidades que ellas poseen. Es más, muchas de ellas nunca llegan a desarrollar estas habilidades porque no creen poseerlas.

De las tantas cualidades que distinguen al triunfador, como la disciplina, la persistencia, la visión, y muchas otras, generalmente tendemos a identificar unas como aptitudes innatas o adquiridas desde muy temprana edad, y otras como habilidades o destrezas aprendidas durante nuestra época de formación escolar. Erróneamente, muchas veces pensamos que estos atributos que muchos califican como dones innatos, no pueden ser aprendidos y que éstos han sido reservados para unos pocos, que generalmente son los que triunfan.

Sin embargo, la realidad es que los triunfadores no nacen, ellos se hacen. Todos poseemos en mayor o menor grado cada una de estas cualidades que distinguen a la persona de éxito. Pero para poder aprovecharlas y desarrollarlas primero tenemos que creer que ese potencial al cual me refiero en verdad reside dentro de cada uno de nosotros. Emerson estaba en lo cierto cuando decía: "Lo que se encuentra frente a nosotros, o sea nuestro futuro, y lo que se encuentra detrás de nosotros -en nuestro pasado- es totalmente insignificante comparado con lo que ya se encuentra dentro de nosotros."

Lo que quiero que hagas en los siguientes minutos es identificar todas aquellas ideas, aptitudes y habilidades que ya se encuentran dentro de ti, que puedan ser pilares en el logro de tus sueños y metas.

Ten cuidado de no caer en el error de rechazar tus propias ideas por el simple hecho de ser tuyas, como muchas personas suelen hacer, tal vez creyéndose incapaces de generar grandes ideas. Debemos aprender a detectar aquellas ideas que nacen en nuestro interior. Si no lo hacemos corremos el peligro que el día de mañana otra persona presente con mucha convicción y orgullo, la misma idea que ya se nos había ocurrido, y nos veamos en la penosa situación de escuchar nuestra propia idea de labios de otra persona.

Escribe a continuación las diez aptitudes, habilidades, hábitos o cualidades que ya posees, y que sabes que serán vitales en la realización de tus sueños:

a) ______________________________

b) ______________________________

c) ______________________________

d) ____

e) ____

f) ____

g) ____

h) ____

i) ____

j) ____

¡Felicitaciones! Como ves, muchas de las cualidades que necesitas para alcanzar tus sueños, ya las posees en mayor o menor grado. Ahora sí podemos continuar con la segunda parte de este cuarto paso: ¿qué necesitas aprender?

¿Qué necesitas aprender?

Esta segunda parte requiere que examines de cerca tres áreas diferentes: la educación especializada, el continuo mejoramiento profesional y el desarrollo personal.

1. La educación especializada

¿Necesitas adquirir algún tipo de educación especializada para llegar a donde quieres ir? Sólo podrás determinar la clase de conocimientos especializados que necesitas adquirir, una vez hayas determinado el lugar al cual deseas llegar. Por esta razón debes dar los tres primeros pasos antes de llegar a este punto.

Se calcula que la persona promedio se desempeñará en cinco o seis profesiones distintas. Esto se observa cada día más, a medida que las grandes corporaciones prestan menos atención a las calificaciones y diplomas, al momento de retener a sus ejecutivos, y más atención a la experiencia, motivación, liderazgo, visión y creatividad que estos puedan aportar a la organización.

De otro lado, debido a la gran movilidad causada por la globalización de los mercados, la continua reorganización de las empresas y el mayor grado de autonomía y crecimiento demandado por los empleados, se vislumbra que la persona promedio puede esperar desempeñarse en catorce trabajos diferentes a lo largo de su vida profesional. Tan es así, que en cualquiera de mis seminarios es posible encontrar que alrededor de un 50% de las personas se encuentran en el primer año en su actual trabajo.

Recuerda que la educación especializada no necesariamente significa cuatro o cinco años de educación universitaria. Ella simplemente implica aprender la profesión o el oficio que has elegido como el vehículo que te ayudará a materializar tus sueños. Este aprendizaje puede hacerse a través de un programa educativo, de la experiencia práctica, o a través de seminarios o cursos especializados.

¿Cómo puedes determinar el tipo de programa educativo que necesitas? Primero que todo delimita el campo en el cual deseas trabajar, ya sea que éste sea el mismo en el que actualmente te desempeñas o uno diferente. Asegúrate que éste sea un campo que puedas aprender a querer y disfrutar. Invierte el tiempo suficiente en seleccionar la institución y el programa educativo que mejor se ajuste a tus necesidades.

Si ya posees la educación especializada necesaria, es posible que la realización de tus sueños exija que examines de nuevo diversas maneras de mejorar tu situación laboral. Esto puede significar que explores otras áreas de trabajo, que busques mejores oportunidades de empleo, o simplemente que avances dentro del campo en el cual te desempeñas actualmente. No obstante, independientemente de la decisión que tomes, necesitarás de algún tiempo para actualizarte en todos los aspectos de tu profesión. Ten presente que el conocimiento adquirido, en sí, no garantiza ningún nivel de éxito, a menos que lo utilices como parte de un plan de acción específico.

A lo largo de mi carrera como consultor internacional he encontrado personas que poseen un alto nivel de educación y conocimientos, y desempeñan trabajos muy por debajo de sus capacidades reales. Ellos han invertido gran cantidad de tiempo y dinero adquiriendo una educación, pero no han sabido prestar la atención debida a cómo promover sus talentos y habilidades, o cómo avanzar dentro de sus campos de acción.

2. El continuo mejoramiento profesional

Al referirse a la actitud que debe tener el profesional del siglo XXI frente a su desarrollo profesional, Andy Grove, fundador de INTEL, solía decir: "Únicamente los paranoicos sobrevivirán. Sólo aquellas personas que han entendido que su educación y crecimiento profesional nunca termina y que requiere de un compromiso constante, lograrán sobrevivir en la era de la información y el cambio."

Los grandes triunfadores, los líderes más reconocidos del planeta y las corporaciones pioneras en sus campos, han descubierto que el éxito y la excelencia personal y empresarial requieren estudio, preparación y mejoramiento constante. Las empresas de éxito saben que todo lo que una compañía hace, todo producto, servicio o proceso organizativo puede y debe ser mejorado constantemente.

Los japoneses tienen una palabra especial para esta filosofía: el *Kaizen* o mejoramiento continuo. Ellos perfeccionaron esta filosofía de *Kaizen*, durante un período de cuarenta años, desde los cincuentas hasta los noventas, virtualmente solos. Este ha sido el secreto del éxito japonés. En el hemisferio occidental esta filosofía es conocida como "Calidad Total", o "Mejoramiento Continuo de la Calidad." Todos estos términos describen exactamente lo mismo; un compromiso constante de las personas o las empresas con la excelencia en su trabajo.

Entre las personas de éxito no existe el *statu quo;* no existe la idea de mantener las cosas como están. La persona que no está progresando, que no está al tanto de los nuevos avances en su profesión; la empresa que no va a la vanguardia de todo nuevo descubrimiento en su campo, está retrocediendo. La excelencia requiere un compromiso constante; si no nos estamos acercando hacia el logro de nuestras metas personales, profesionales o empresariales, cada día estaremos más lejos de ellas. La razón es muy sencilla, el tiempo fluye. Cada día que pases sin trabajar en el logro de tus metas, es un día menos con el que cuentas para hacer de ellas una realidad.

Hace algún tiempo tuve la oportunidad de escuchar a Jerry Bowles, consultor internacional en el área de desarrollo empresarial, en una conferencia titulada "Más allá de la Calidad"

En esta conferencia Bowles mencionaba cómo uno de los factores más importantes para el éxito empresarial era invertir en el desarrollo y la actualización profesional.

¿Cuántos de ustedes consideran importante, si no vital, el mantenerse informados acerca de los últimos adelantos en sus áreas profesionales? Los médicos, abogados y demás profesionales saben la importancia de mantenerse al tanto de todos los adelantos en sus respectivos campos. Pregúntate: si estuvieses enfermo y tuvieses que ir al doctor y éste te dijera que desde su graduación hace más de quince años no se ha mantenido al tanto de ningún adelanto en la medicina, ¿pondrías tu salud en sus manos o buscarías otro médico? Yo creo que todos coincidimos en que es fundamental mantenernos bien informados si deseamos distanciarnos de nuestra competencia. Bien se dice que el poder está del lado de aquel que posee la información.

Vivimos en una época en la que el conocimiento y el poseer la información correcta en el momento oportuno, determina, en gran medida, el éxito personal, profesional y empresarial. Por esta razón, una de las responsabilidades más importantes que tienes es mantenerte al día en tu campo de acción. Varios estudios han demostrado que la cantidad de información disponible, en cualquier campo, se duplica cada tres años. Esto significa que debes duplicar tu conocimiento cada tres años, solamente para no quedar relegado.

Es muy triste ver cómo muchas personas pueden entusiasmarse tanto con la posibilidad de lograr sus sueños y llegar a creer que ellos merecen obtenerlos, pero al momento de descubrir el precio que van a tener que pagar, simplemente dan vuelta atrás y renuncian a ellos.

3. Cómo crear un programa de crecimiento y desarrollo personal

Una de las mejores fuentes de conocimiento y sabiduría es aprovechar la experiencia de aquellos triunfadores que nos han precedido. La mejor clase de educación es la que puedes obtener de aquellas personas que han triunfado en tu campo de acción, de aquellos que han llegado a donde tú quieres llegar.

Déjame empezar por compartir la mejor definición de la palabra educación que haya podido encontrar: "Educación es aprender de quienes ya han triunfado, todo aquello que necesites saber para alcanzar tus propias metas". Por esta razón, considero que el tipo de educación al cual me voy a referir en los siguientes párrafos, pese a que ocurre fuera de la escuela, es aún más importante.

Examinemos más de cerca esta definición, para descubrir cómo se aplica a nosotros. Muchos de nosotros fuimos a la universidad o la escuela a adquirir una u otra forma de conocimiento especializado. Aprendimos de profesores y maestros que conocían los fundamentos y principios en cada uno de sus campos. Durante mis veintitrés años de educación adquirí una gran cantidad de conocimientos; desde la información general que obtuve en la escuela primaria y secundaria, que me preparó para la información más específica que adquirí en la universidad, la cual me condujo a la especialización que obtuve en la escuela graduada.

Sin embargo, nunca durante esos veintitrés años de educación –y debo recalcar que muchos de esos profesores tuvieron un gran impacto sobre mí– hubo un curso que me indicara cómo usar dichos conocimientos para triunfar en la vida.

Investigaciones conducidas por prestigiosas instituciones como la Universidad de Harvard, muestran que el 85% de las razones por las cuales las personas logran salir adelante y triunfan personal y profesionalmente, se relacionan con su actitud, nivel de motivación, desarrollo y crecimiento personal.

No obstante, por alguna razón inexplicable, la mayoría de instituciones educativas han decidido dejar fuera de sus programas estos elementos, responsables del 85% de tu éxito, de manera que la responsabilidad por la adquisición de estas cualidades recae totalmente en ti.

Está en tus manos el desarrollar un sistema que te permita trabajar en mejorar tu actitud, desarrollar un alto nivel de motivación y adquirir la capacidad de relacionarte positivamente con las demás personas. Debes desarrollar un plan que te permita convertirte en estudiante del éxito; un plan que te ayude a mantener un constante mejoramiento, tanto profesional como personal. ¿Cómo puedes lograr esto? He aquí cuatro sugerencias que te ayudarán a convertirte en un gran estudiante del éxito.

a. Invierte en tu propio desarrollo personal

Brian Tracy, conocido consultor internacional, sugiere invertir por lo menos el 3% de tus entradas en tu desarrollo personal y profesional. Invierte en buenos libros, revistas, audio casetes y seminarios. La persona que no está dispuesta a invertir en sí misma, está negociando el precio del éxito, y recuerda, este precio no es negociable. Necesitas invertir en tu educación personal, y en tu formación profesional. A pesar de sólo haber cursado hasta el tercer año de educación primaria, Tomás Alva Edison llegó a convertirse en uno de los más brillantes inventores de todos los tiempos, como resultado de su continuo compromiso para con su propio desarrollo personal.

b. Lee por lo menos treinta minutos diarios sobre temas relacionados con tu campo de interés profesional

¿Sabías que el solo hecho de leer una hora por día te puede formar como experto en tu campo al cabo de tres años? El leer una hora diaria te convertirá en experto nacional en cinco años, e internacional en siete años. Una hora de lectura diaria representa un libro entero en dos semanas, veinticinco libros al año, o doscientos cincuenta libros en diez años.

En un mundo donde el profesional promedio lee menos de un libro por año, si tú analizas veinticinco libros que te ayuden a mejorar en tu profesión, o a administrar mejor tu tiempo, no sólo lograrás distanciarte de tus competidores, sino que tu situación financiera y tu productividad personal se verán afectadas positivamente. Recuerda que todo aquello que ha encontrado cabida en tu mente es lo que ha moldeado la persona que hoy eres.

Hace algunos meses en una de mis conferencias un gerente de ventas se acercó y me dijo: "Bueno Camilo, el problema conmigo es que yo no soy muy buen lector; nunca adquirí el hábito de la lectura, y la verdad, no sé si pueda adquirirlo después de tantos años de inactividad". Yo simplemente le hice la siguiente pregunta, que quiero que ustedes se formulen si creen encontrarse ante el mismo dilema: ¿Si te dijera que el leer treinta minutos diarios de un buen libro podría duplicar tu productividad personal, crees que estarías dispuesto a adquirir este hábito?

Déjame decirte que en un mundo en el cual el acceso a la información es cada vez más fácil, el ser reconocido como erudito en tu campo de acción puede ser el principio de la realización de muchas de tus metas profesionales. Anthony Robbins, uno de los escritores y oradores en el campo del desarrollo personal más reconocidos, asegura que su éxito ha sido el resultado directo de la lectura. Tony cuenta cómo en sus comienzos leyó poco más de setecientos cincuenta libros en el transcurso de diez años. Leyó cuanto libro de programación neurolingüística encontró. Hoy es reconocido como experto en dicho campo.

¡Lee! Lee buenos libros; obras escritas por expertos en su actividad; personas que hayan triunfado en el campo sobre el cual han escrito, y no simplemente teóricos. No leas estos libros de la misma manera como lo haces con una novela. Con un lápiz rojo toma notas en las márgenes; personalízalo. Recuerda que el verdadero valor de una publicación está en lo que tú hagas con la información allí contenida. Muchas personas leen con temor de arrugar las páginas. El libro bien leído es aquél que ha sido devorado; que se encuentra en ruinas. Ahora bien, si así lo deseas, compra dos copias, una para mantenerla en tu biblioteca impecablemente, y la otra para leerla. Elimina la lectura innecesaria, cancela las suscripciones a publicaciones que en realidad no te estén ayudando a acercarte al logro de tus metas.

c. Escucha programas en audio casete

El escuchar programas de desarrollo personal y profesional ha sido considerado uno de los más importantes avances en el campo de la educación desde el descubrimiento de la imprenta. En el campo del desarrollo profesional estas herramientas han tenido tal aceptación que empresas como IBM, AT&T, Hewlett Packard y muchas otras las promueven activamente entre sus ejecutivos y líderes.

Escúchalos mientras realizas otras actividades: mientras te preparas para salir en la mañana, cuando te encuentres haciendo ejercicio o conduciendo tu automóvil. La persona que conduce a su trabajo emplea un promedio de quinientas a mil horas por año detrás del volante. ¿Sabes que esto equivale aproximadamente a tres o seis meses de trabajo, contando semanas de cuarenta horas de labor? Uno o dos semestres de estudio universitario, que tú puedes realizar mientras viajas en tu automóvil. Muchos de los grandes triunfadores que he tenido la oportunidad de conocer, utilizan la cinta magnetofónica como una de las herramientas más valiosas en su camino hacia el éxito.

Brian Tracy lo explicaba de la siguiente manera: Imagínate poder tener a tu disposición un programa que ha sido el resultado de cinco o diez años de investigación y trabajo por parte de su autor. Ahora imagínate poder añadir toda esta información y experiencia a tu acervo en tan sólo unos días. Eso es lo que logras al escuchar programas en audio casete. Tomas tiempo que de otra manera suele ser poco productivo, y lo utilizas en una actividad que puede triplicar tu conocimiento en cierta área, lo cual te permite adquirir sabiduría de la experiencia de otras personas.

Yo creo verdaderamente que las grabaciones que he tenido la oportunidad de escuchar han sido las responsables, en gran medida, del éxito que he logrado alcanzar. Por esta razón, muy arriba en la lista de metas en mi organización, estuvo siempre el desarrollar programas en audio casete, con el fin de contribuir al desarrollo personal y profesional de aquellos que deseen salir en busca del éxito. Invertir en audio casetes es invertir en ti mismo. Si verdaderamente deseas expandir tu experiencia profesional y deseas aprender aquello que pueda conducirte a la cima profesional, los audio libros deben formar parte obligada de tu educación.

d. Asiste a seminarios y conferencias que contribuyan a tu desarrollo personal y profesional

Cuando Andy Grove decía que sólo los paranoicos sobrevivirán, se refería a que sólo aquellas personas que no creen saberlo todo y que se encuentran en un estado de búsqueda de información y conocimiento constante, estarán equipadas con la actitud que les permitirá triunfar en el nuevo milenio.

Es un hecho indiscutible que tan pronto como te gradúes en la universidad debes comenzar a buscar tu primer curso de actualización. Si examinas un periódico, cualquier día de la semana, encontrarás decenas de seminarios de actualización profesional y desarrollo personal. Estos eventos cumplen varias funciones; entre otras, te ponen al tanto de los últimos avances en tu campo de acción y te permiten descubrir temas que infortunadamente no son tratados en la inmensa mayoría de las instituciones educativas. Temas tan importantes como la administración del tiempo, el trabajo en equipo, la motivación y el éxito empresarial y otros de gran interés para las personas que verdaderamente deseen triunfar en el nuevo milenio.

Otra razón es que gracias a ellos puedes asociarte con personas que, como tú, también están interesadas en su desarrollo personal y en alcanzar el éxito en sus respectivos campos de acción. Finalmente, esta clase de conferencias logra restaurar y mantener en ti un alto nivel de motivación y una actitud positiva.

Estas actividades, leer libros y revistas sobre tu campo de acción, escuchar grabaciones que contribuyan a tu crecimiento personal, y asistir a seminarios de actualización profesional deben formar parte de tus metas profesionales e intelectuales en esta era de cambio.

PLAN DE ÉXITO PERSONAL

Empecemos entonces por determinar dónde te encuentras en este momento, en relación con las metas que deseas alcanzar y cuál es el precio que estás dispuesto a pagar a cambio de tus sueños. El responder a las siguientes preguntas te dará una base para que puedas determinar dónde te encuentras en relación con tus metas.

1. ¿Qué cambios deseas efectuar en tu vida y en tu comportamiento? Enumera los tres cambios más significativos que desearías lograr en tu manera de ser.

a) ______________________________

b) ______________________________

c) ______________________________

2. ¿Qué crees que es aquello que hoy se interpone entre tú y la realización de tus sueños y aspiraciones? ¿Cuáles son los obstáculos que no te permiten lograr los resultados que deseas alcanzar? Describe cinco de ellos. Sé específico.

a) ______________________________

b) ______________________________

c) ______________________________

d) ______________________________

e) ______________________________

3. ¿Qué decisiones estás dispuesto a tomar HOY? ¿Qué hábitos estás resuelto a adquirir, o quieres abandonar, si el hacerlo te ayudará a alcanzar tus metas y aspiraciones?

a) ____________________

b) ____________________

c) ____________________

4. De todas las habilidades o aptitudes que ya posees y que sabes que serán vitales en ayudarte a alcanzar tus metas más ambiciosas, ¿cuáles son las tres más importantes?

a) ____________________

b) ____________________

c) ____________________

5. ¿Cuánto tiempo durante el día dedicas al desarrollo de estos hábitos y habilidades?

____

____

____

6. ¿Cuál crees que es el mayor obstáculo que se interpone entre tú y la realización de tus metas? ¿Cómo podrías comenzar a eliminar dicho obstáculo hoy mismo?

____

____

____

7. ¿Posees en este momento algún tipo de programa que se encargue de complementar tu desarrollo personal y profesional? ¿Cuánto tiempo dedicas a la lectura o a escuchar buenos audio casetes durante el día?

____

____

____

8. ¿Necesitas adquirir algún tipo de educación especializada para alcanzar las metas y sueños que deseas hacer realidad?

____

____

____

9. Frente a cada una de las metas más importantes en cada área de tu vida, escribe aquellos hábitos y habilidades específicas que deberás desarrollar o aprender antes de poder alcanzarlas.

Meta profesional:

____

¿Qué nuevas habilidades o aptitudes debo desarrollar para poder alcanzar esta meta?

____

____

____

Meta espiritual:

____

¿Qué nuevas habilidades o aptitudes debo desarrollar para poder alcanzar esta meta?

____

____

____

Meta familiar:

____

¿Qué nuevas habilidades o aptitudes debo desarrollar para poder alcanzar esta meta?

____

___

___

Meta intelectual:

___

¿Qué nuevas habilidades o aptitudes debo desarrollar para poder alcanzar esta meta?

___

___

___

Meta de salud:

___

¿Qué nuevas habilidades o aptitudes debo desarrollar para poder alcanzar esta meta?

___

___

___

Meta financiera:

___

¿Qué nuevas habilidades o aptitudes debo desarrollar para poder alcanzar esta meta?

____

____

____

Meta recreativa:

____

¿Qué nuevas habilidades o aptitudes debo desarrollar para poder alcanzar esta meta?

____

____

____

QUINTO PASO:

¿A quién acudir en busca de ayuda?

"Sólo el necio necesita aprender de sus propias experiencias;
la persona inteligente aprende de la experiencia de los demás".

"No hay dos mentes que se unan sin crear con ello una tercera fuerza invisible e intangible que puede actuar como una tercera mente".

NAPOLEÓN HILL

En el quinto paso responderás a la pregunta: ¿A quién ir en busca de ayuda? Muchas personas, erróneamente, viven con la idea de que deben hacer todo partiendo de cero. Olvidamos que el éxito deja huellas; que muchas de las personas extraordinarias que nos han precedido han debido afrontar las mismas situaciones que ahora nosotros debemos abordar, y que parte de su legado han sido sus grandes ideas, que ahora nosotros podemos utilizar.

Una de mis lecturas favoritas son aquellas de carácter biográfico o autobiográfico. Es asombrosa la cantidad de ideas, enseñanzas y sabiduría que puedes adquirir leyendo acerca de la vida de otras personas de éxito. A través de la historia se ha acumulado una enorme riqueza de conocimientos que están a disposición de quien quiera beneficiarse de ellos.

Se dice que existen dos tipos de aprendizaje: la experiencia, que es aprender de los propios errores, y la sabiduría, que es aprender de los errores de los demás. Por mi parte, nunca he sido partidario de la doctrina: "Lo haré a mi manera". Durante los 15 años que viví en la zona metropolitana de Nueva York tuve la oportunidad de vivir en carne propia muchos inviernos. Debí enfrentar tormentas que dejaban más de un metro de nieve, y descubrí que si me levantaba en la mañana y encontraba que una tormenta había arrojado 30 ó 50 centímetros de nieve durante la noche, y debía salir a tomar el autobús, era mucho más fácil seguir las huellas de alguien que hubiese caminado el mismo tramo antes que yo. Era absurdo pensar en abrir un nuevo camino cuando ya otros habían aplastado la nieve y abierto una senda fácil de seguir.

En el juego de la vida sucede lo mismo. Es más eficiente aprovechar la experiencia de quienes han venido antes que tú, que repetir sus mismas experiencias para descubrir algo que ya estaba ahí. Hay una expresión popular al respecto que dice que no hay que tratar de "reinventar la rueda". En ocasiones escucho a otras personas decir cosas como: "yo quiero empezar de cero" o "quiero cometer mis propios errores y aprender de ellos". Esto es absurdo; es mucho más productivo asumir las experiencias de aquellos que ya han recorrido el camino que tú estás a punto de empezar, invertir ese capital intelectual en la construcción de tu plan de éxito y cosechar así un nuevo cúmulo de sabiduría derivada de tus propias experiencias.

Muchos de los grandes triunfadores han hecho uso de este legado de sabiduría para su propio beneficio. No se trata de imitar a otros, o seguir caminos ya recorridos. Este paso va mucho más allá. Se trata de convertirnos en estudiantes del éxito; de buscar qué ha llevado a otras personas a alcanzar el éxito, y basados en esta información escribir nuestra propia historia.

El general Patton leyó y estudió sobre Alejandro el Grande. Cristóbal Colón se sirvió de los escritos de Marco Polo para construir el plan de éxito que eventualmente lo llevó a descubrir el nuevo mundo. Sin embargo, este paso es mucho más que seguir ciegamente las enseñanzas de otras personas; es aprender de su vida, sus triunfos y sus derrotas y escribir nuestra propia historia.

Bill Gates, fundador de Microsoft, e indiscutiblemente el hombre más rico del mundo según sus biógrafos, no poseía aptitudes especiales que le permitieran monopolizar la industria del *software*. Simplemente fue una persona lista, con una gran capacidad de trabajo y una gran visión para aprovechar las oportunidades. Su éxito se debió en gran parte al aprovechamiento del capital intelectual que ya se encontraba disponible para cualquier persona que hubiese querido utilizarlo.

Gates entró al mundo empresarial a los quince años, como programador, experto en el lenguaje *Basic* de programación. Él vio la oportunidad de utilizar su nuevo conocimiento como programador, e hizo arreglos para producir un programa en *Basic* para los usuarios de las nuevas computadoras que a finales de los setentas salían al mercado. Así creó una oportunidad con elementos que ya existían a su alrededor, puesto que él, ni había inventado la computadora, ni había desarrollado el lenguaje de programación. Bill Gates se limitó a conectar estas dos ideas para responder a una necesidad que él mismo sintió, y procedió a actuar de manera inmediata.

¿Te imaginas qué hubiese sucedido si en lugar de proceder de esta manera, Bill Gates hubiese dicho: "No, déjame empezar de cero, déjame inventar otro idioma de computación, uno que sea mío, o déjame inventar otro tipo de computador antes que nada?" Sin embargo, él aprovechó el capital intelectual existente para construir su plan de éxito, y eso es precisamente lo que te estoy pidiendo que hagas en este quinto paso.

¿Cómo puedes tener acceso a la experiencia acumulada por estas personas?

Si aún viven, busca ponerte en contacto con ellas y pedir su ayuda. Durante el semestre de primavera, a mediados de los años noventa, pedí a mis estudiantes que definieran el campo de acción en el cual ellos deseaban trabajar en el futuro. Después les solicité que identificaran a una persona en ese campo que, en su opinión, hubiese triunfado, que aún continuase persiguiendo nuevas metas, y que poseyera las cualidades y valores éticos y morales que ellos consideraran importantes para su éxito.

Hasta aquí todo iba bien. No obstante, la gran mayoría de los estudiantes perdió el entusiasmo inicial cuando anuncié que el objetivo era lograr una reunión con estas personas, donde cada uno de ellos le expresaría su interés de trabajar en ese mismo campo y le pediría orientación sobre qué hacer, qué no hacer y por dónde empezar.

Muchos pensaban que sería imposible lograr una cita con estas personas. Otros arguyeron que era absurdo pensar que estas personas iban a tomar el tiempo para escucharlos, y menos aún, a darles ayuda y orientación. No obstante, a regañadientes, nos dimos a la tarea de llevar a cabo nuestro proyecto. Los resultados sorprendieron hasta a los más incrédulos. No sólo habían podido contactarse con estas personas sino que ellas se habían mostrado complacidas al poder compartir sus experiencias y conocimientos.

Pocas personas piensan en hacer esto, por considerar que a menos que la otra persona tenga algo que ganar, no va ayudar por el simple hecho de querer ayudar. Sin embargo, yo he encontrado que lo contrario es cierto. Yo creo que hay muchas personas dispuestas a ayudar y compartir su conocimiento y experiencia con otros. El problema es que no hay muchos que estén dispuestos a dar el primer paso para sacar provecho de esto.

La historia de los hermanos Wright es un gran ejemplo de lo que puede suceder cuando nos atrevemos a buscar la ayuda de otros. Orville y Wilbur Wright pasaron a la historia como los primeros en volar un aeroplano motorizado.

No obstante, ellos no fueron los primeros en concebir esta idea. Otto Lilienthal ya había construido y ensayado su aparato volador, así que los hermanos Wright comenzaron aprovechando toda la experiencia de Lilienthal, a quien más tarde se referirían como uno de los grandes precursores de la aviación y una fuerza inspiradora para ellos.

Samuel Langley, otro investigador, había desarrollado también algunos modelos de artefactos planeadores equipados con motores. Utilizando fondos proveídos por la institución Smithsonian, Langley se proponía ser el primer hombre en lograr volar en un planeador motorizado.

Sin embargo, a pesar de la aparente ventaja que Langley tenía sobre ellos, los hermanos Wright no se desanimaron sino que, por el contrario, se pusieron en contacto con esta institución y recopilaron toda la información disponible en el área de la aeronáutica.

Después de varios meses de trabajo y frustraciones en la construcción de su propio prototipo, Wilbur le escribió al ingeniero Octave Chanute, describiendo sus ideas y pidiéndole consejos sobre cómo solucionar algunos de los problemas que estaban enfrentando. Chanute no sólo les ayudó desinteresadamente, sino que este fue el comienzo de una larga amistad.

Langley continuó trabajando solo en su meta por ser el primero, pero sus esfuerzos fueron fallidos, y tras varios fracasos abandonó su trabajo. Los hermanos Wright continuaron aprendiendo, preguntando y acumulando la sabiduría que eventualmente los llevaría a efectuar el primer vuelo de un aeroplano motorizado dirigido por un ser humano.

Así que aprende tú también a aprovechar la experiencia de aquellas personas que han venido antes que tú, y quienes con su trabajo han contribuido al cúmulo de inteligencia intelectual disponible a todos aquellos interesados en aprovecharla.

Una manera más de aprovechar la experiencia de otros es a través de los libros. Como ya mencionara, Norman Vincent Peale se apoyó en los *Ensayos* de Emerson y las *Meditaciones* de Marco Aurelio, y en ellos descubrió que con los poderes que residían en la mente humana todo problema podía ser solucionado. Basado en este legado intelectual, comenzó a desarrollar su propia filosofía y, a su vez, su obra ha servido de gran inspiración y guía en mi propia vida.

Piénsalo; en los pocos días que te puede tomar leer un libro, escuchar un audio casete o asistir a un seminario, puedes tener a tu disposición una serie de conocimientos y experiencias que fueron el resultado de largos años de investigación y trabajo por parte de su autor. Esta es, sin duda alguna, la manera más rápida de añadir toda esta información y experiencia a tu caudal de capital intelectual en tan sólo unos días.

Anthony Robbins cuenta que su motivación inicial para convertirse en el gran escritor y orador motivacional que es hoy vino de asistir a un seminario de Jim Rohn, otro gran expositor.

La idea de escribir mi primer libro quedó cimentada después de atender una presentación de Zig Ziglar, gran conferencista y escritor a quien ya he mencionado en otras ocasiones a lo largo de este libro. En aquella ocasión busqué la manera de hablar con él por unos minutos, y sus palabras fueron la chispa que encendió en mi la llama del deseo por ver realizado este sueño que ya venía acariciando por varios años.

¿Ves? Tú no sabes de dónde va a venir la información y la inspiración que te va a proveer con el impulso final para salir tras tus metas. Por esta razón debes mantenerte en estado de búsqueda constante. Asóciate con las personas y las ideas de éxito que sabes que servirán de catalizador en el proceso de convertir tus sueños en realidad. Así que lee buenos libros, lee las biografías de personas que admires, atiende seminarios que te ayuden a desarrollar los hábitos de éxito que necesitas para triunfar. En otras palabras, conviértete en un asiduo estudiante del éxito.

La segunda parte de este quinto paso es el desarrollo de un grupo de apoyo. Antes de partir en una gran expedición, el capitán del barco toma suficiente tiempo para seleccionar a su tripulación. Él sabe cuán importante es elegir a un grupo de individuos que compartan su entusiasmo y compromiso hacia dicha expedición. El primer paso que el presidente de una nación da, una vez es elegido, es escoger su gabinete de ministros y consejeros. Él o ella entiende la importancia de tener un equipo cuya opinión valore y al cual pueda consultar antes de tomar sus decisiones. Nunca seleccionaría una persona que no desea su éxito, o alguien cuya filosofía de vida está en total discrepancia con la suya; es esencial construir un equipo ganador.

Ahora te encuentras a punto de empezar. Este es el comienzo del resto de tu vida. Tú eres el capitán de esta gran expedición que te conducirá hacia la realización de tus metas más ambiciosas. Tú eres el presidente que debe tomar todas las decisiones y el obrero a cargo de ejecutarlas. Sin embargo, también necesitas conseguir un grupo de apoyo, un equipo que te servirá como comité asesor en diferentes puntos durante el desarrollo de tu plan de acción.

Este grupo de apoyo debe estar formado por personas que respetes y admires; personas que también se estén moviendo hacia el logro de sus propios sueños; personas que apoyen tus planes y que estén genuinamente entusiasmadas acerca de tu decisión de salir tras tus sueños. Tú puedes escoger este grupo entre tus amigos, líderes comunitarios que puedas conocer, maestros, colegas y otras personas que respetas y en quienes confías.

La importancia de contar con este grupo de apoyo, como lo menciona Napoleón Hill en su libro "Piense y Hágase Rico", está en el hecho que puedes contar con su cooperación, consejo y consultoría. "No hay dos mentes que se unan sin crear con ello una tercera fuerza invisible e intangible que puede actuar como una tercera mente".

Al compartir tus ideas con personas que están de acuerdo con tus metas puedes beneficiarte de sus consejos. Es más, cuando concebimos un plan de acción o desarrollamos una estrategia para alcanzar cierta meta es muy común que al revisarla una y otra vez no observemos fallas o errores que puedan existir con estos planes.

Es aquí cuando la opinión de una persona que pueda observar estos planes desde un punto de vista neutral y objetivo es de gran valor. Por esta razón es de gran importancia tener cuidado en elegir dicho grupo. De igual manera, debes estar dispuesto en todo momento a corresponder a su apoyo con tu respeto, aprecio y lealtad. Un buen grupo de apoyo debe ser cuidado con el mismo esmero y atención con el que cuidas tus posesiones más valiosas, pues él es una de las llaves para alcanzar tus metas.

En mi caso personal cuento con un grupo de apoyo conformado por varias personas muy cercanas a mí. Siempre que estoy a punto de emprender una nueva empresa, o tomar una decisión mayor, busco su opinión y consejo. Sé que ellos apoyan genuinamente mi trabajo y, por tal motivo, sus consejos tienen un gran valor para mí.

Otro tipo de grupos de apoyo son las organizaciones y asociaciones profesionales. Si eres un empresario debes formar parte de la cámara de comercio u organización de empresarios de tu ciudad. Atiende a los seminarios que ellos ofrezcan, utiliza los recursos que tienen a disposición de todos sus miembros. Este puede ser un centro de recursos invaluable.

Si eres un profesional seguramente existen organizaciones o asociaciones que agrupan colegas en tu campo de acción. Estas asociaciones prestan diversos servicios a sus miembros, muchos de los cuales tienen que ver con adelantos en la industria, nuevas tendencias que te pueden afectar y nuevas leyes o regulaciones. Estas organizaciones son una buena manera de mantenerte al tanto de los últimos avances en tu campo.

El último aspecto que quiero cubrir en este quinto paso tiene que ver con la oportunidad que tú tienes de ser fuente de ayuda para otras personas. No me cabe la más mínima duda que la única manera de lograr la ayuda de otras personas es cuando tú estás dispuesto a servir a otros.

En alguno de mis seminarios sobre la relación entre padres e hijos reflexionaba acerca de cómo cada uno de nosotros servimos como modelo a nuestros hijos. Seamos conscientes o no de ello, nuestros hijos miran hacia nosotros en busca de respuestas, y en busca de un patrón que guíe sus acciones. Cada uno de nosotros tiene la oportunidad de ser ese modelo y de tener un efecto positivo en la vida de nuestros hijos. Es nuestra manera de vivir y actuar, y no nuestros sermones los que eventualmente ayudarán a moldear el carácter de nuestros hijos. Bien afirma el dicho: "Tus acciones hablan tan claro que no logro escuchar lo que dices".

Es imposible ejercer una influencia positiva en la vida de nuestros hijos, si ellos ven en nuestro modo de ser y actuar una falta de coherencia entre nuestros actos y los principios de éxito que estamos tratando de enseñarles. He ahí la importancia de vivir una vida consistente con nuestros valores y principios. Asegurémonos que somos un modelo digno de seguir.

Tristemente, muchas veces no somos conscientes de la gran influencia que podemos tener sobre aquellas personas con las cuales tenemos la oportunidad de interactuar cotidianamente. Cuando hablamos del poder de la motivación y de cómo todos y cada uno de nosotros podemos influir positivamente en las vidas de otras personas es necesario hablar de aquel profesor de cálculo de un colegio de La Paz, Bolivia, que emigró a Estados Unidos y con su ejemplo cambió la vida de cientos de miles de personas.

Su nombre es Jaime Escalante y su filosofía es la certeza que dentro de cada uno de sus estudiantes se encuentra la semilla de grandeza necesaria para triunfar. Él sabía que el secreto del éxito estaba en desarrollar un gran nivel de motivación por todas aquellas actividades y labores que necesitamos realizar para triunfar. Por eso él adornaba sus salones con letreros que expresaban mensajes positivos. Con palabras como: ¡Agallas! ¡Deseos! O su frase preferida: "¡Hay que tener GANAS!". Ese era su mensaje.

Lo cierto es que Jaime Escalante no enseñaba cálculo, él simplemente utilizaba las matemáticas para enseñar a sus estudiantes algo aún más importante que el cálculo: cómo triunfar en la vida. En 1979 enseñó su primera clase de matemáticas en uno de los vecindarios más pobres del este de Los Ángeles.

Durante los tres años siguientes sus estudiantes pasaron exitosamente el examen de cálculo avanzado que ofrecía el ministerio de educación. En 1982 algunos individuos dudosos del éxito exhibido por aquellos estudiantes, en su gran mayoría hispanos provenientes de barrios muy pobres, pandilleros algunos de ellos, decidieron invalidar los resultados de aquel examen. La única alternativa que se les ofreció fue la de tomar otro examen, aún más difícil que el anterior. La confianza y seguridad con que Jaime había contagiado a sus estudiantes les armó de valor para aceptar el reto. Doce estudiantes tomaron nuevamente aquel examen bajo una estricta vigilancia, y los doce lo pasaron nuevamente.

El ejemplo de Jaime Escalante cambió por siempre las vidas de estos jóvenes que aprendieron la lección más importante del éxito en una clase de matemáticas: Hay que creer para poder ver. El éxito sólo llega a aquellos que tienen la valentía de ir tras él.

Acepta el reto de ser una influencia positiva sobre aquellos que te rodean. En tu camino hacia la realización de tus sueños encontrarás personas que serán de gran ayuda para tu causa, pero también encontrarás personas que podrán beneficiarse de tu ayuda y consejo.

Recuerda: ¡Todos nosotros influimos a diario las vidas de otras personas! Lo hacemos con nuestro aprecio o nuestra indiferencia, con nuestros halagos o nuestras críticas, con nuestra sonrisa o nuestro desdén. Lo triste es que por lo general permitimos que la oportunidad de ejercer un impacto positivo en la vida de otro ser humano nos pase de largo privándonos de experimentar dicha satisfacción.

Imagínate que mañana en la mañana, justo antes de salir para tu trabajo, suena el teléfono. Al otro lado de la línea reconoces a una persona a la cual tú respetas, aprecias y admiras. Sabes que ella es una persona sincera, honesta, en la cual puedes depositar toda tu confianza.

Esta persona te ha llamado muy temprano en la mañana y te dice: "...Quiero tomar un minuto de tu tiempo para comentarte algo muy importante. No te he llamado para pedirte ningún favor; es mas, debí llamarte hace mucho tiempo. Simplemente quería dejarte saber que siempre he pensado que eres una de las personas más íntegras que he tenido la oportunidad de conocer. Eres un gran crédito para tu profesión y quiero que sepas que siempre he creído que eres un padre y esposo ejemplar."

"Eres la clase de persona que cualquiera se sentiría orgulloso de llamar su amigo. Cuando hablo contigo, mi estado de motivación aumenta, porque tú sabes sacar a relucir lo mejor de las otras personas, y por esta razón quería llamarte hace mucho tiempo para dejarte saber cuánto te estimo. Eso es todo lo que quería decirte. Espero que hoy tengas un gran día y hasta pronto"...Y luego cuelga.

Quiero repetir nuevamente que se trata de un viejo amigo, sincero, y honesto. Tú sabes que él no tiene motivos alternos para decirte lo que te acaba de decir, y que no te lo diría si en verdad no se sintiera de esa manera.

Teniendo esto en cuenta, déjame preguntarte: ¿qué clase de día crees tú que vas a tener después de haber escuchado esto a primera hora de la mañana? ¿Si vas a hornear un pastel, crees que hornearías un mejor pastel? ¿Si eres profesor, crees que enseñarías una mejor clase ese día? ¿Crees que ese día serías un mejor profesor? Si eres madre ¿crees que esta mañana habría algo especial en tu trato para con tus hijos? ¿Si eres vendedor, crees que ese día serías un mejor vendedor? ¿Qué clase de día crees tú que tendrías? ¿No es cierto que, indudablemente, tendrías un mejor día?

Sin embargo, ¿qué tanto más sabes ese día acerca de tu profesión, o acerca de hornear un pastel, o de vender más? ¿Qué nuevos conocimientos recibiste de tu amigo acerca de cómo hacer mejor lo que sea que vayas a hacer? ¡Ninguno! ¿No es cierto? No has adquirido absolutamente ninguna nueva información acerca de cómo realizar mejor tu trabajo. No es que ahora sepas más de lo que sabías antes de recibir la llamada telefónica.

No obstante, por alguna razón, tú crees que serías un mejor profesor, o una mejor madre, o un mejor vendedor ¿Por qué, si no has recibido ningún nuevo conocimiento? ¿Sabes por qué? Porque tu imagen propia y tu auto-estima han sufrido una transformación repentina. Ahora, en lugar de ir a la oficina preocupado, con aquel problema que por semanas has tratado de resolver sin éxito; en lugar de enfocarte en los problemas, tu mente está ahora procesando otra clase de información. Ahora tu mente está diciendo: "Espera un momento, yo soy un gran padre, yo soy un excelente vendedor, yo soy un baluarte de mi profesión. Mi amigo me lo dijo esta mañana, y él sabe lo que está diciendo."

¿Sabes qué? Por pequeño que pueda parecer, ese sencillo reconocimiento te ha convertido en otra persona. Él ha ejercido tal impacto en tu vida, en tu manera de actuar y en tus decisiones que es como si fueses otro. Yo he encontrado personas de éxito que pueden señalar el momento preciso en que su vida comenzó a cambiar, y muchas veces ese momento fue el de las palabras de apoyo de un padre o un profesor, o el voto de confianza de un amigo, o una llamada motivante de un familiar.

Entonces, ¿por qué no haces tú lo mismo? ¿Por qué no levantas tu teléfono y llamas a una de esas personas a las cuales has deseado alguna vez decirle algunas de estas cosas, o que sabes que necesita oír esto de ti, y le dejas saber cómo te sientes, o le dejas saber acerca de sus grandes aptitudes y cualidades?

Te puedo asegurar que ese día ella también va a ser una mejor persona, y con toda seguridad su auto-estima mejorará y se sentirá mucho mejor acerca de sí misma. Pero, ¿sabes quién se sentirá aún mejor acerca de sí mismo? Tú, sí, tú. Porque vas a saber que ese día has podido ayudar a otra persona a aprovechar un tanto más el potencial que reside dentro de ella y déjame decirte que hay muy pocos sentimientos que sean tan gratificantes como éste.

Es triste, pero muchas veces encuentro esposos, esposas, o padres de familia que le dejan saber a los demás lo orgullosos que se sienten de su pareja o de sus hijos. Lo cual está muy bien, por supuesto. Sin embargo, muchas veces, la persona que más necesita oírlo nunca lo escucha. Recuerda que no tienes que esperar hasta que tu hijo traiga sus calificaciones de fin de año para dejarle saber lo orgulloso que te sientes de ver su entrega y su compromiso hacia sus estudios. Tampoco tienes que esperar hasta que la fiesta del día del padre o el día de la madre llegue, para dejarle saber, a nuestra pareja o a nuestros padres, cuánto apreciamos su amor y dedicación. Hoy es un buen día para hacerlo. Así que acepta el reto de ser una influencia positiva sobre aquellos que te rodean.

PLAN DE ÉXITO PERSONAL

1. Enumera las cinco personas que pueden desempeñar un papel definitivo en el logro de tus metas. ¿Forman ellas parte de tu grupo maestro?

a. ______________________________

b. ______________________________

c. ______________________________

d. ______________________________

e. ______________________________

2. Enumera tres personajes históricos a quienes admiras por sus logros, valores y por lo que ellos representan. ¿Has leído sus biografías? Si no lo has hecho, escribe ya mismo esto en tu lista de cosas importantes para hacer.

a. ______________________________

b. ______________________________

c. ______________________________

3. ¿Cuál es la persona que ha alcanzado los más altos pedestales en tu campo de acción? ¿Qué sabes de ella? ¿Has estudiado sus logros y hábitos?

____

____

____

4. Por cada meta que te hayas propuesto alcanzar, identifica el mayor número de fuentes de ayuda, que puedan, de una u otra manera, ayudarte a alcanzar dicha meta (organizaciones, asociaciones, grupos de apoyo, etc.)

a. Área profesional: ____________________

b. Área espiritual: ____________________

c. Área familiar: ____________________

d. Área intelectual: ____________________

e. Área de la salud: ____________________

f. Área financiera: ____________________

g. Área de la recreación: ____________________

5. Cuando enfrentas un problema, ¿sueles buscar el consejo de un experto, o tiendes a querer resolver toda situación por ti mismo?

____

____

____

6. ¿Sirves de modelo para que aquellos cercanos a ti logren beneficiarse de tus experiencias?

____

____

____

7. Identifica a aquellas personas cuya colaboración y apoyo son importantes para la realización de las metas que deseas alcanzar en cada una de las áreas de tu vida. Todos nosotros deberíamos contar con un grupo de apoyo constante para la evaluación de algunas de nuestras decisiones, o simplemente para la debida organización de nuestras actividades en las diferentes áreas de nuestras vidas. A continuación identifica estas personas para futuras referencias.

a. Área profesional: ___________________________

b. Área espiritual: ____________________________

c. Área familiar: _____________________________

d. Área intelectual: ___________________________

e. Área de la salud: ___________________________

f. Área financiera: ____________________________

g. Área de la recreación: _______________________

Sexto Paso:

¿Cómo organizar tu plan de acción?

Todo tiene su tiempo,
y todo lo que se quiere debajo del cielo tiene su hora.
Tiempo de nacer, y tiempo de morir;
tiempo de plantar, y tiempo de cosechar lo plantado;
tiempo de matar, y tiempo de curar;
tiempo de destruir, y tiempo de edificar;
tiempo de llorar, y tiempo de reír;
tiempo de lamentarse, y tiempo de danzar;
tiempo de esparcir, y tiempo de juntar;
tiempo de abrazarse, y tiempo de separarse;
tiempo de buscar, y tiempo de perder;
tiempo de guardar, y tiempo de desechar;
tiempo de rasgar, y tiempo de coser;
tiempo de callar, y tiempo de hablar;
tiempo de amar, y tiempo de aborrecer;
tiempo de guerra, y tiempo de paz.

Eclesiastés 3:1-8

Quienes han escuchado mis programas en audio casete, o asistido a mis seminarios, seguramente habrán oído la siguiente historia. No obstante, quiero repetirla una vez más porque considero que es el mejor incentivo que puedes tener para dar este sexto paso: el desarrollo de tu plan de acción.

Durante el primer seminario motivacional al que tuve la oportunidad de asistir escuché a Norman Vincent Peale, reconocido por ser el maestro de la actitud positiva. Aquel hombre de 93 años de edad salió al escenario a hablar de la importancia de tener metas claras, y empezó con las siguientes palabras: "Como vamos a hablar de sentar metas, quiero compartir con ustedes mis metas para los próximos diez años..."

Si esto te pareció gracioso, no has escuchado lo mejor de todo. Después dijo: "A propósito, éstas son mis metas intermedias" Todos reímos, en parte para tratar de disimular la vergüenza de saber que mientras este hombre de 93 años de edad tenía metas intermedias a diez años, muchos de nosotros no sabíamos qué íbamos a hacer a la semana siguiente. Después de salir de aquella conferencia tomé la decisión de desarrollar mi propio plan de éxito.

Tu plan de acción no es más que el mapa detallado de los pasos que necesitas dar para el logro de tus metas. Este es el momento de traducir tus metas a largo plazo en objetivos específicos, y actividades en las cuales puedas empezar a trabajar inmediatamente. Es hora de dividir tus metas en objetivos anuales y mensuales, y en actividades diarias.

Puesto que ya has asignado una fecha para la cual esperas haber logrado tu meta, es mucho más sencillo desarrollar un plan de acción. Así que lo que haremos durante este sexto paso es simplemente poner juntas todas las piezas del gran rompecabezas que es tu plan de acción. Examina toda la información que has podido obtener a través de los pasos anteriores. Si aún no lo has hecho, escribe tus sueños; encuentra las razones por las cuales deseas alcanzar cada uno de ellos; asigna una fecha para su logro; descubre qué es lo que necesitas hacer, identifica las posibles fuentes de ayuda, y finalmente toma toda esta información y convierte esos sueños en objetivos claros y específicos.

Durante el resto de este capítulo verás cómo desarrollar un plan de acción para el logro de tus propias metas. Así que no continúes leyendo, a menos que ya hayas llevado a cabo los pasos anteriores.

PLAN DE ÉXITO PERSONAL

He aquí un sistema que puedes utilizar para fijar metas a corto y largo plazo teniendo en cuenta los interrogantes planteados anteriormente:

1. Si aún no has dado este paso, haz una lista con todo lo que te gustaría hacer, poseer, o llegar a ser durante los próximos cinco a diez años. Piensa en todo aquello que alguna vez deseaste hacer, aquellos lugares a donde anhelas ir, aquello que siempre deseaste poseer, pero que por falta de tiempo, dinero, u otras circunstancias, tuviste que posponer u olvidarte de ello. Imagínate que ahora cuentas con todo el dinero que necesitas, y que dispones de todo el tiempo que desees. Sueña en grande, escribe aquello que te hace sonreír de sólo pensar en la posibilidad de poder alcanzarlo.

Piensa en las diferentes áreas que mencioné en el segundo capítulo. Recuerda que para poder alcanzar la verdadera felicidad debes vivir una vida balanceada. Entonces, asegúrate de escribir metas profesionales, familiares, metas para tu crecimiento intelectual y espiritual, metas que respondan a tus necesidades de esparcimiento y diversión, metas que te ayuden a mejorar y mantener una buena salud y un buen estado físico, y metas financieras o materiales. Escríbelas sin importarte qué tan lógicas o realistas puedan parecerte en tus circunstancias actuales. Simplemente, escríbelas.

2. Cuando hayas hecho esto, vuelve a leer tu lista. Al revisarla por segunda vez, seguramente notarás que no todas las metas que te has propuesto alcanzar gozan de la misma prioridad. Hay unas vitales y otras menos importantes. Habrá algunas que sabes que te van a tomar muchos años alcanzar, mientras que hay otras que pueden tomarte sólo unos minutos. De manera que el siguiente paso es establecer, en cada una de las categorías antes mencionadas, un orden de prioridades, asignando las letras **A, B, C,** de acuerdo con la importancia que cada una de estas metas tenga para ti.

Por ejemplo, una meta **A** es una de esas metas que, de lograrla, tú tienes la plena certeza que cambiaría tu vida totalmente. Una meta **A** es lo que has decidido que tienes que alcanzar. No hay opciones, o la logras o la logras, es así de simple. Si el doctor te ha dicho que debes dejar de fumar, o no llegarás a fin de año, y hoy escribes que vas a dejar de fumar, pues esta es, sin duda alguna, una meta **A**.

Una meta **B** es lo que tú deseas alcanzar, que te gustaría alcanzar porque es importante para ti, pero que no es tan importante como una meta **A**. Vamos a suponer que tu deporte favorito es el golf, y decides que una de tus metas para fin de año es quitar cinco golpes de tu juego. Esta meta no es vital, pero no por eso deja de ser importante para ti, ya que es algo que amas hacer, o porque sabes que eres competitivo y para ti es un gran reto.

Una meta **C** es algo que sería bueno poder alcanzar, que sería bueno poseer, pero que no es tan importante como una **A** o **B**. Digamos que te gustaría tratar *bungee jumping,* por lo menos una vez en tu vida. No sabes exactamente por qué te gustaría hacerlo, pero lo has escrito. No obstante, si no cristalizas ese deseo, ya habrá otras actividades que te puedan producir esas mismas emociones. Esa puede ser una meta **C.**

Es importante que entiendas algo. Si después de revisar tu lista final, encuentras que tienes veinte metas **C**, tres **B** y una **A**, debes preguntarte si tiene sentido lo que has venido haciendo hasta ahora. Examina nuevamente tu lista y asegúrate que no esté repleta de trivialidades y asuntos sin importancia, mientras que las metas que verdaderamente pueden cambiar tu vida no las has escrito aún.

Esto no significa que no puedas tener metas **C** en tu lista final. Lo que quiero decir es que para una lista de esa naturaleza no necesitabas leer un libro como este. Yo asumo que lo que te ha impulsado a leer este libro es aprender cómo convertir en realidad tus sueños y metas más ambiciosas. Entonces asegúrate que en tu lista se encuentran aquellos aspectos verdaderamente importantes en tu vida.

Ahora bien, para poder asignar una prioridad a cada una de tus metas debes tener en cuenta por qué deseas alcanzar dicha meta. Debes identificar las razones por las cuales es absolutamente necesario que logres tu meta. Recuerda también asignar la fecha para la cual te propones alcanzarla.

Haz esto con todas y cada una de tus metas, sueños y aspiraciones en cada una de las áreas mencionadas anteriormente.

Una vez hecho esto toma todas las metas **A** que has identificado en cada una de las categorías anteriormente indicadas y escríbelas en una hoja diferente. Ahora tienes todas las metas **A** juntas. Asegúrate que cada una de las siete áreas esté representada, y procura que no sean más de diez metas. Con toda seguridad, a esta altura ya te habrás dado cuenta que una gran mayoría de tus metas **A** son a largo plazo. Más que metas son principios o ideales a los cuales estás dispuesto a dedicar el resto de tu vida.

3. El siguiente paso es dar una prioridad aún mayor a estas metas. Toma todas las que has incluido e identificado en la categoría **A,** y organízalas, asignándoles un valor numérico, por ejemplo **A1**, **A2**, **A3** y así sucesivamente. Entre todas tus metas **A**, tu meta **A1** es sin lugar a dudas la más importante. Es aquella que, de alcanzarla, traería a tu vida el cambio más positivo, y te produciría mayor satisfacción que el logro de cualquier otra meta. Si tienes cierta dificultad en identificarla, hazte la siguiente pregunta: si supieras que vas a poder realizar solamente una de tus metas **A**, sólo una y nada más, pero con la garantía que vas a lograrla ¿cuál de ellas escogerías? Esa es tu meta **A1**.

Ahora pregúntate: ¿si supieras que vas a poder lograr una más de tus metas **A**, ¿cuál de las otras escogerías? Haz de ella tu meta **A2** y así sucesivamente. Ahora ya tienes una lista con todas tus metas, sueños, aspiraciones, ideales y todo lo que deseas alcanzar. Además, cuentas con una lista aparte de todas las que consideras son tus metas más importantes y le has dado la prioridad correspondiente a cada una de ellas. Ten esta lista contigo y léela periódicamente para asegurarte que tus acciones van dirigidas hacia la realización de dichas metas.

4. El cuarto paso requiere que tomes tu meta **A1** y la escribas nuevamente en la parte superior de otra hoja de papel. Como dije anteriormente, es casi seguro que esta es una meta de gran envergadura, y a largo plazo (5-10 años), o por lo menos a mediano plazo (1-4 años) Como ya te habrás dado cuenta, el logro de muchas de tus metas más importantes generalmente no es el resultado de una sola acción que lleves a cabo. Por el contrario, muchas de ellas requieren la consecución de múltiples objetivos intermedios. De manera que el siguiente paso en la elaboración de tu plan de acción es tomar esta meta, y convertirla en metas a mediano plazo, objetivos a corto plazo y actividades específicas en las cuales puedas empezar a trabajar inmediatamente.

En esta hoja en la cual has escrito tu meta **A1** puedes colocar el siguiente encabezamiento: “He aquí una lista de todas las actividades y objetivos intermedios que me permitirán alcanzar mi meta de: _______________________ (aquí escribes tu meta) para el: _______________ (aquí escribes la fecha exacta en la que esperas haber logrado tu meta)”.

Posteriormente, disponte a realizar una lista de todas aquellas metas intermedias, actividades, objetivos a corto y mediano plazo que en tu opinión pueden ayudarte a alcanzar esta meta. Escribe, por lo menos, diez acciones o actividades específicas que puedas desarrollar ahora o en el futuro, que te ayuden a alcanzar tu meta **A1**.

Cuando estés realizando este paso recuerda tener en cuenta dónde te encuentras en relación con tu meta, con qué cuentas y qué necesitas aprender. Seguramente algunas de las actividades que vas a identificar aquí vayan orientadas al desarrollo de los hábitos, aptitudes y habilidades que necesitas adquirir para alcanzar tu meta.

También ten en cuenta quién puede ayudarte en el logro de tus metas y hazlo parte de esta lista.

Cuando termines esta lista organiza cada una de las actividades que identificaste en orden de importancia, asignando un número a cada una de ellas. La razón por la cual esto se hace necesario es porque muchas veces identificamos ocho o diez actividades distintas que nos pueden ayudar de diversas maneras a alcanzar nuestra meta. De ellas, dos son las más importantes y decisivas y las demás son de menor importancia. Algunas de ellas inclusive son innecesarias o se solucionarían automáticamente como resultado de realizar las más importantes.

No obstante, adivina cuáles son las actividades en las que la persona común y corriente comienza a trabajar primero. La mayoría de las personas comienza por lo menos importante, ya que es lo más rápido, más fácil y menos comprometedor, y posponen aquellas actividades que son las verdaderamente importantes.

Entonces, para estar seguro que comienzas trabajando en lo más importante examina las actividades, metas y objetivos que has identificado y pregúntate: "Si de todas estas actividades o acciones sólo pudieras realizar una, ¿cuál de ellas me llevaría más cerca a la realización de mi meta **A1**? Haz de esta tu actividad número uno. Después pregúntate: si sólo pudieras llevar a cabo dos acciones, ¿cuáles serían las que me llevarían más cerca de mi meta? y así sucesivamente. El objetivo, obviamente, es que comiences a trabajar en la actividad que has identificado como la de mayor prioridad.

La importancia de implementar este sistema es que cuando divides inclusive tu meta más grande y ambiciosa, en sus partes más pequeñas, en sus componentes básicos, y traduces esta meta en una serie de actividades específicas, ésta de repente se hace mucho más real y factible de realizar.

Repite este mismo procedimiento con cada una de las siguientes metas **A2**, **A3**... Una vez hayas terminado el proceso tendrás una lista de metas claramente definidas y en orden de prioridad. Pero más importante aún es que tendrás también una lista organizada en orden de prioridad, de todas las actividades y objetivos que te ayudarán a alcanzar cada una de esas metas. En otras palabras, tanto tus metas como tus planes estarán claramente definidos.

* * *

Al terminar este proceso te habrás unido al 3% de personas en el mundo que han dado todos estos pasos. Por el simple hecho de tomar el tiempo necesario para descubrir quién eres, qué deseas alcanzar y por qué estás dispuesto a luchar por el resto de tu vida, te habrás unido a este pequeño porcentaje de personas que tomaron la firme decisión de aprovechar su potencial, convertir sus sueños en realidad y vivir su vida al máximo.

Déjame darte un ejemplo gráfico de cómo y por qué el proceso de sentar metas funciona tan bien, y por qué es fundamental que empieces hoy, donde te encuentres y con lo que cuentes.

El día de tu nacimiento, el día de hoy y el día de tu muerte están conectados por lo que podríamos llamar tu línea natural del tiempo. Todo lo que ha sucedido en tu vida hasta este momento se encuentra en esta línea del tiempo, forma parte de tu historia, y no puedes cambiar nada acerca de ninguno de esos acontecimientos. Imagínate esta línea del tiempo como un camino encementado, una acera pavimentada en la cual el cemento permanece fresco hasta tanto no lo pisas, pero una vez que te has parado en él, se endurece inmediatamente.

Cada paso que das deja una huella en el cemento, y una vez levantas tu pie esta huella queda marcada en el sendero de la vida por siempre. En otras palabras, cada acción que realizas, cada decisión que tomas, cada meta que logras o dejas de lograr deja una huella grabada permanentemente en esta acera. Cada minuto vivido, con sus triunfos o sus derrotas, pasa a ser parte de tu pasado. Una vez son parte de tu pasado no hay nada que puedas cambiar acerca de ninguno de estos eventos. Puedes aprender de ellos, pero cambiarlos o borrarlos, nunca.

De otro lado, el cemento que se encuentra frente a ti aún está fresco; sólo se endurecerá cuando pases sobre él. El proceso de fijar metas funciona de la siguiente manera. Imagínate que uno de tus valores es tu interés por tu crecimiento y desarrollo intelectual. Supongamos que este valor es de gran importancia para ti. Por esta razón, al hacer tu lista de sueños, escribes que una de tus más grandes aspiraciones siempre ha sido la de escribir un libro.

Entonces, al sentar tus metas intelectuales expresas tus deseos de escribir un libro antes de dos años. Esta meta es de tal importancia para ti que entre tus objetivos intelectuales ésta es tu meta **A1**.

Digamos que hoy es 10 de abril del año 2002, y fijas una fecha específica para la culminación de tu libro; por ejemplo, el 10 de abril del año 2004, teniendo en cuenta los dos años que te diste como plazo para lograr esta meta. El haber asignado esta fecha para la terminación del libro equivale a haber viajado momentáneamente a tu futuro y haber colocado un marcador en el cemento fresco frente al día 10 de abril del 2004, que dice: "Hoy he terminado de escribir mi libro".

Una vez haces esto debes volver al presente y preguntarte: ¿Qué debo hacer hoy, y qué debo asegurarme de grabar en el cemento entre el día de hoy y el 10 de abril de 2004, de tal manera que cuando pase frente a aquel marcador y el cemento se endurezca, mi libro sea una realidad? ¿Qué debo hacer durante este tiempo que he asignado para el logro de esta meta? No olvides que el hecho de que esta meta exista de por sí no garantiza su logro. Esto sólo sucederá cuando establezcas objetivos intermedios y los traduzcas en acciones y actividades que te permitan comenzar a trabajar en ellos día tras día. Recuerda que el único lapso sobre el cual tienes control absoluto es sobre el día de hoy.

Volviendo a nuestro ejemplo, al terminar este paso nuestra lista lucirá de la siguiente manera:

He aquí diez metas intermedias, objetivos a corto plazo y actividades que me permitirán terminar de escribir mi libro antes del 10 de abril del año 2004:

1. Leer material acerca de cómo escribir un libro.
2. Tomar una clase de composición.
3. Leer varios ensayos acerca de los diferentes estilos literarios.
4. Hablar con alguien que haya escrito un libro.
5. Buscar un área de interés en la cual me gustaría escribir mi libro.
6. Estudiar redacción y gramática en mis horas libres.
7. Tener el título y una idea clara del material antes de tres meses.
8. Contactar alguna asociación de escritores.
9. Escribir un artículo pequeño y presentarlo a una revista local.
10. Escribir por lo menos una página diaria durante los próximos doce meses.

Todas estas acciones, metas y objetivos a corto plazo tienen por finalidad ayudarte a alcanzar tu meta a largo plazo; en este caso, poder escribir tu libro.

De esta misma manera puedes tomar cualquier sueño, no importa lo inalcanzable que te pueda parecer en un principio. Puedes convertirlo en una meta específica, asignándole una fecha para su logro, y escribiendo en una lista todas las actividades o acciones que te puedan ayudar a alcanzarlo. Lo más importante de todo es asegurarte que éstas sean actividades en las cuales puedes empezar a trabajar inmediatamente. Hoy mismo puedes empezar a trabajar en hacer de ese sueño una realidad. Es así de simple, el sistema funciona. Lo único que falta es que tú tomes la decisión.

Formúlate las siguientes preguntas:

1. ¿Has tomado cada una de tus metas a largo plazo y has desarrollado una lista de objetivos intermedios y actividades que te permitan alcanzar dicha meta en el tiempo deseado? Si la respuesta es NO, ¿qué te está deteniendo?

   ____

   ____

   ____

2. ¿Dirías que cada día tienes la oportunidad de trabajar en tu meta A1? Si respondiste negativamente, ¿cuál crees tú que sea la razón, y que te propones hacer al respecto?

   ____

____

____

3. ¿Entre tus diez metas más importantes, hay algunas que respondan a todas y cada una de las facetas de tu vida?

____

____

____

4. ¿Cuánto tiempo semanal dedicas a la revisión de tus metas a largo plazo?

____

____

____

5. ¿Sientes que tu vida está orientada hacia la realización de aquello que verdaderamente deseas lograr? Si la respuesta es NO, ¿qué piensas hacer al respecto?

____

____

____

6. ¿Cuál es el mayor obstáculo que hoy se interpone entre tú y la realización de tus sueños? Sé específico.

____

____

____

7. Enumera tres acciones específicas que vas a realizar, o hábitos que estás dispuesto a desarrollar para sobreponerte a este obstáculo que acabas de identificar en la pregunta anterior.

____

____

____

Séptimo Paso:

¡Es hora de empezar!

Un día a la vez

Hay dos días en cada semana acerca de los cuales no vale
la pena preocuparnos.
Dos días que podemos mantener libres de cualquier
temor o ansiedad.
Uno de esos días es AYER, con sus errores
y preocupaciones, con sus fallas y sus desatinos,
con sus dolores y quebrantos.
AYER ha pasado a ser algo fuera de nuestro control.
Todo el dinero del mundo no puede traer de vuelta el AYER.
No podemos cambiar absolutamente ninguna acción
que haya acontecido AYER. No podemos borrar ni siquiera
una palabra que hayamos dicho. AYER se ha ido para siempre.
El otro día sobre el cual no deberíamos
preocuparnos demasiado es MAÑANA,
puesto que éste se encuentra fuera de nuestro control
inmediato. MAÑANA el sol saldrá, ya sea en medio del
esplendor de un cielo azul, o tras la máscara de un día nublado.
No obstante, saldrá. Pero hasta tanto no lo haga,
no habremos empezado nuestro MAÑANA.
Nos queda solamente un día: HOY.
Todos podemos pelear las batallas de un solo día.
Sin embargo, cuando adicionamos a nuestro HOY
el peso de esas otras dos eternidades –el AYER y el
MAÑANA– es que sucumbimos.
Aprendamos entonces a vivir un día a la vez.

Autor Desconocido

El séptimo paso es, simplemente, comenzar. Este es el paso que debemos dar con la certeza que aquel gran prócer de la independencia colombiana, José Antonio Galán, utilizara al decir: "Ni un paso atrás, siempre adelante y que lo que ha de ser, sea".

En cierta ocasión tuve la oportunidad de asistir a un seminario con Robert Schuller, sin duda alguna, uno de los mejores oradores motivacionales que he tenido la oportunidad de escuchar. En aquella ocasión Schuller empezó su presentación con las siguientes palabras: "El empezar es más de la mitad del camino". Ciertamente, cuando das el primer paso en tu camino hacia la realización de tus sueños, gran parte del trabajo se ha hecho. Porque la verdad es que la falta de acción es uno de los factores responsables por una mayor cantidad de sueños fallidos.

Por esto, este último paso es el único que no se encuentra en forma de pregunta. Lo llamaremos: Es hora de empezar.

Muchas personas van a través de la vida como espectadores, admirando simplemente la manera como otros luchan por alcanzar sus sueños. Parecen contentarse con la celebración de los logros de otros, pero descuidan el tomar acción sobre sus propios sueños, por miedo, inseguridad, indecisión o simplemente por pereza. Cualquiera que sea la razón que te está deteniendo para alcanzar tus metas puede ser eliminada con el uso de un solo remedio: la acción.

La acción es la mejor cura contra el miedo, la indecisión y otra serie de enfermedades que son culpables de más muertes que el cáncer y las aflicciones cardíacas juntas. Enfermedades que aniquilan la mente y dejan que el cuerpo muera años más tarde de otras causas naturales; enfermedades como el miedo, la "mañanitis" (el eterno mal de dejar todo para mañana), la "excusitis" (el aún más grave mal de dar excusas por todo), o la indecisión (conocida también como duda y que es simplemente la falta de resolución y carácter)

Has andado el trayecto más largo de tu camino, pero para lograr el triunfo tendrás que dar con firmeza y decisión este último paso. Si no lo haces, es como si hubieses entrenado para los Juegos Olímpicos, para competir en la carrera de los cien metros. Querías estar allí y estabas dispuesto a pagar el precio. Entrenaste arduamente por varios años, fueron muchas mañanas solitarias tratando de mejorar tu marca, muchos meses de sudor, dolor y entrega total. Ahora te encuentras un centímetro atrás de la línea blanca, al lado de otros siete competidores que tienen en mente el mismo objetivo tuyo, ganar la carrera.

Pero tú has entrenado arduamente, en tus momentos de visualización y preparación, has podido saborear el dulce sabor del éxito; sabes que habrá muchas otras carreras, pero ésta es la tuya. Para ésta es para la cual has venido entrenando. Sabes que no has llegado aquí de manera accidental; estás aquí como resultado de haber seguido paulatinamente ese plan de acción que te trazaste, de haber adquirido la disciplina necesaria para lograr tu clasificación.

De repente oyes el llamado: "¡en sus marcas!" y todos los músculos de tu cuerpo se tensionan, la adrenalina corre por cada fibra de tu ser; el éxtasis es indescriptible. Ya puedes ver esa medalla de oro alrededor de tu cuello, mientras escuchas las notas del himno nacional de tu país. Te encuentras ante millones de personas que no habían oído hablar de ti diez segundos antes, pero que ahora se refieren a ti con orgullo, como uno de sus héroes.

De repente escuchas el disparo al aire que da inicio a la carrera, y observando cómo todos los competidores se precipitan hacia la meta de llegada, te paras lentamente y te devuelves a tu casa con el triste recuerdo de aquello que pudo haber sido.

¿Tiene esto algún sentido para ti? Por supuesto que no. Esto no tiene ningún sentido. De igual manera, ¿tiene algún sentido el saber exactamente hacia dónde quieres ir, qué es lo que deseas lograr, y entusiasmarte con la posibilidad de poder lograrlo, y después no hacer ab solutamente nada al respecto?

En cierta ocasión le preguntaron a Bill Gates cuales eran, a su modo de ver, los pasos más importantes para alcanzar el éxito. Bill respondió "Es importante tener una visión clara de lo que deseas lograr en tu vida, es primordial crear oportunidades que nos ayuden a materializar esa visión, pero es vital tomar acción inmediata".

Recuerda que su éxito se basó en identificar oportunidades de triunfar, y actuar de manera inmediata. Junto con su socio Paul Allen, trabajó días de dieciocho horas en el laboratorio de la Universidad de Harvard para planear y producir su primer *software* operativo.

Cuando finalmente se presentó la oportunidad de echar a rodar su plan de acción, él no dudó en retirarse de la universidad y mudarse a Nuevo México para estar junto a la compañía que deseaba adquirir su *software*. Allí, viviendo y trabajando en un cuarto de un motel frente a la empresa productora de computadoras, Bill Gates y Paul Allen formaron Microsoft, para continuar escribiendo programas de computadores.

Lo mismo sucedió con los hermanos Wright. Después de todo el proceso de investigación y planificación que debieron realizar llegó el momento en que debieron traducir estos planes en acción, cuando tuvieron que pararse en la cumbre de aquella colina en Kitty Hawk, Carolina del Norte, y lanzarse al vacío. Y aunque los primeros intentos fueron desastrosos, nunca pensaron en renunciar; ni siquiera cuando el planeador que piloteaba Wilbur Wright, en cierta ocasión se precipitó a tierra, en un accidente que por poco le cuesta la vida al joven inventor.

Ahora es tu turno. Este es tu momento de gloria; sin duda habrá riesgos, pero debes estar dispuesto a aceptar que esto es parte del precio del éxito.

Muchas personas llegan a este punto y permiten que el temor al fracaso los paralice. No permitas que esto te suceda a ti. Echa a andar tu plan. Ahora que has podido desarrollar tu plan de acción es crucial que empieces inmediatamente a implementarlo. No caigas preso de las urgencias de la vida diaria. No des espacio para que la duda se apodere de tu mente. Si no haces hoy absolutamente nada para acercarte a tu meta, te habrás alejado de ella.

Recuerda que de ahora en adelante una de tus responsabilidades más importantes es asegurarte que tus acciones y tus actividades diarias te estén acercando hacia la realización de los sueños que has identificado. Muchos de nosotros dedicamos una gran cantidad de tiempo a asuntos relativamente triviales y de poca trascendencia, mientras que parecemos nunca tener suficiente tiempo para hacer aquello que consideramos realmente importante.

La corporación norteamericana Nielsen encontró, por ejemplo, que mientras la persona promedio lee menos de diez páginas de un libro al año, ella empleará más de cuarenta horas frente al televisor cada semana. Esto equivale a emplear trece años de nuestra vida sentados frente al televisor, y como si eso fuera poco, cinco de esos años los desperdiciamos mirando comerciales de televisión. Curiosamente, de acuerdo con otros estudios, esta misma persona empleará 28 minutos semanales conversando con su esposa o esposo en "tonos normales", y 45 segundos al día en diálogo en "tonos normales" con sus hijos.

Así que si queremos cambiar algunas de estas estadísticas a nuestro favor vamos a tener que deshacernos de aquellas actividades que no sólo nos están despojando de nuestro tiempo sino que nos están robando nuestra vida. Recuerda la regla del 20% versus el 80%: Enfoca tus esfuerzos en aquellas actividades que forman parte del 20% que será responsable por el 80% de tu éxito.

En tu plan de éxito debes hacer del tiempo tu mejor aliado. Einstein decía que los eventos, sucesos o hechos que acontecen en nuestro diario vivir eran la sustancia o esencia del tiempo. El tiempo no son días, minutos o segundos, el tiempo es simplemente una secuencia de acontecimientos, en donde estos eventos ocurren, uno tras otro, del pasado al presente, al futuro. En otras palabras, el elemento básico del tiempo son los eventos.

Todo lo que hacemos, toda actividad, todo tiempo, independientemente de si estamos haciendo algo productivo con él o no, es un evento. Te levantas en la mañana, eso es un evento, desayunas, eso es otro evento; vas al trabajo, otro evento; no vas a trabajar y te quedas en casa haciendo nada, eso también es un evento. Entonces, la clave para administrar el tiempo con éxito no está en tratar de controlar los minutos y segundos, ya que esto es imposible. Lo verdaderamente importante es poder controlar todos estos eventos que ocurren en tu día y en tu vida, o por lo menos controlar aquellos que pueden ser controlados. Esa es la esencia de desarrollar un plan de éxito. Es saber qué quieres lograr con tu vida y controlar los eventos que ocurren en tu día, o sea, tu manera de actuar, de tal forma que ella sea congruente con lo que deseas lograr.

En su libro *Siete hábitos de las personas altamente efectivas*, Stephen Covey dice que es incorrecto hablar de administración del tiempo, que el reto no es administrar el tiempo, sino administrarnos a nosotros mismos. Lo único que nosotros verdaderamente podemos hacer es controlar, administrar, o manejar las actividades que forman parte de nuestro día.

Así que para cada uno de los objetivos que has identificado como metas **A1** en cada área de tu vida asegúrate de escribir frente a ella una acción específica para su logro, que te comprometes a realizar en las próximas 24 horas. Si no estás dispuesto a hacer esto debes cuestionar si en realidad estas metas son tan importantes como aseguras que son.

La lección es muy sencilla: un sueño que no se convierta en una meta no es un buen sueño; una meta que no vaya acompañada de un plan no es una buena meta; y un plan que no se pueda traducir en acción inmediata no es un buen plan. La acción es el ingrediente que transforma los sueños en realidad.

La persona de éxito aprende a perseverar cuando las cosas no se dan de acuerdo con sus planes. Ella aprende a levantarse una y otra vez para retomar el camino que eventualmente le conducirá a la realización de sus sueños. Al mirar más de cerca el proceso que llevó a los triunfadores a alcanzar aquello que buscaban, encontramos que fue su persistencia, su enorme deseo por ver su sueño realizado, el responsable de que al final del día pudieran probar el dulce sabor de la victoria.

Esta idea ha inspirado a muchas personas a salir tras sus sueños, inclusive en contra de los consejos, augurios y pronósticos menos alentadores. Ha sido esta idea la que les ha ayudado a sobreponerse a grandes reveses, cuando lo más sensible y lógico hubiese sido aceptar la derrota y cambiar de rumbo.

Curiosamente, en la persona promedio la persistencia parece ser una de esas cualidades que va desapareciendo, a medida que pasan los años. Cuando el niño comienza a dar sus primeros pasos, cae, vuelve a ponerse de pie, y trata una y otra vez. Para él, fracaso no es una opción; después de cada caída, rápidamente se incorpora y trata de nuevo. No obstante, a medida que pasan los años y seguimos madurando, algo extraño sucede; las caídas comienzan a afectarnos más y más. Cada vez nos levantamos más despacio después de una caída y generalmente rehusamos a intentar de nuevo o comenzamos a actuar con demasiada precaución. Nos volvemos más susceptibles a lo que los demás puedan pensar y poco a poco vamos perdiendo la confianza en nosotros mismos. Con el tiempo, terminamos por actuar de acuerdo con la siguiente filosofía: "Si no logras triunfar en tu primer intento, asegúrate de destruir toda evidencia de que trataste".

A todo esto se suma el hecho de que si experimentamos un tropiezo, fracasamos en una de nuestras aventuras, o no alcanzamos la meta que nos habíamos propuesto en la fecha que habíamos dicho, podemos contar con que nunca faltará alguien que rápidamente venga a nuestro lado a decirnos: "¿Vez? ¡Te lo dije! ¡Te lo advertí! Más bien olvídate de todas esas fantasías de querer llegar tan lejos, o alcanzar esto o aquello. Confórmate con lo que tienes y da gracias que la caída no fue mayor". Es triste ver cuántas personas en ese momento renuncian a lo que hasta ese entonces, supuestamente, era uno de sus más grandes sueños.

Desde temprana edad, muchas personas aprenden que las caídas son algo que debe evitarse a cualquier precio; que fracaso es sinónimo de derrota. Con el tiempo buscan no sólo evitar el fracaso, sino cualquier acción que pueda atraer la crítica de aquellos que los rodean. Se concentran en pasados reveses y al buscar la seguridad absoluta en sus acciones terminan viviendo vidas mediocres, temerosas de asumir cualquier tipo de riesgo, incapaces de tomar cualquier decisión por miedo al qué dirán.

No te preocupes por el fracaso, éste no es importante, a menos que sea la última vez que vas a tratar. Preocúpate por todas las oportunidades que perderás si no intentas lo que sabes que tienes que hacer. Abraham Lincoln empezó su carrera política a los 23 años de edad. No obstante, los siguientes 28 años estuvieron plagados de caídas, reveses políticos y rotundos fracasos que hubiesen hecho desistir a cualquier otra persona. ¿Qué hubiese sucedido si Lincoln hubiese renunciado a su sueño después de su tercera, quinta o décima derrota política? Sin embargo, él continuó tras su sueño y fue así como a los 51 años de edad se convirtió en Presidente de los Estados Unidos.

Así que si fallas la primera vez, vuelve a intentarlo. Si fallas la segunda vez, examina dónde está la falla, cambia las estrategias o los planes si es necesario, pero nunca desistas de tus metas. Recuerda que el éxito suele protegerse muy bien y es escurridizo, para asegurarse que sólo aquellos que en verdad lo anhelan puedan alcanzarlo. No te concentres en tus debilidades o éstas te corresponderán haciendo de ti su refugio.

Antes que el coronel Sanders fundara la hoy famosa cadena de restaurantes de venta de pollo frito *Kentucky Fried Chicken*, lo único con lo que contaba era con una receta de pollo frito que él creía podía ser el comienzo de una gran empresa. Sin embargo, el primer banco a donde fue en busca de un préstamo para empezar su negocio no compartió su entusiasmo. Es más, su receta tampoco logró entusiasmar al segundo banco al cual fue ni al tercero ni al décimo.

Pero aún así, el coronel Sanders sabía que la persistencia engendra éxito, por eso trató en otro banco que también le dijo que no. Uno tras otro, el coronel Sanders desfiló por los pasillos y oficinas de 1.006 bancos que le dijeron no, antes que el banco número 1007 le otorgara el préstamo que estaba buscando para poder abrir su restaurante, que hoy por hoy es la cadena de restaurantes de venta de pollo frito más grande del mundo. La historia del coronel Sanders es un gran tributo al viejo adagio japonés que dice: "No importa que te caigas siete veces mientras te levantes ocho".

Así que el siguiente paso es actuar, echar a rodar tu plan y no parar hasta haber logrado tu propósito.

Alguna vez, mi amigo Ken Hendon me dio la siguiente definición de la palabra infierno: "Infierno es llegar al final de tu vida y encontrarte cara a cara con la persona en la cual pudiste haberte convertido". Espero que esta definición te asuste tanto como me asustó a mí cuando la oí por primera vez. Sin embargo, ella también debe darte la esperanza de saber que en tus manos está el poder llegar al final de tu camino y ver que no sólo lograste muchas de tus metas, sino que aún seguías en el proceso de convertirte en la persona que habías sido destinada a ser: ¡una persona exitosa!

¿Cuál es el siguiente paso? Creo que la única pregunta que queda por responder es: ¿vale la pena? ¿Mereces alcanzar tus sueños? ¿Estás dispuesto a luchar por tus metas? Recuerda que una vez hayas leído la última palabra de este libro la decisión seguirá siendo tuya. Este, al igual que muchos otros libros, pueden mostrarte el camino que te conducirá a la realización de tus metas más ambiciosas. No obstante, ninguno de ellos podrá proveerte la pasión y el coraje para dar el primer paso.

Espero que a lo largo de este libro hayas podido encontrar reflejado de diferentes maneras el secreto más profundo para convertir tus sueños en realidad. ¿Cuál es este secreto? Tu éxito depende únicamente de ti; la magia se encuentra en tu interior. Las respuestas a todas tus preguntas están en tu mente y en tu corazón. Lo único que debes hacer es escuchar y actuar.

No hagas como aquella persona que tomó este libro en sus manos, empezó a leer acerca de las oportunidades que se encontraban frente a ella, pero decidió enfocarse en todas aquellas oportunidades que había desaprovechado en el pasado, y acongojada comentó: "Tengo cuarenta y cinco años. Nunca antes me había cuestionado sobre la importancia de tener metas. No tengo mucho dinero, ni intereses hacia el futuro porque ya no los construí".

Sintiéndose derrotada, prefirió cerrar el libro para evitar así las angustias y los remordimientos.

Esta persona estaba paralizada. Se había dado por vencida, estando en la plenitud de la vida. Había perdido su capacidad de soñar y creer que podía actuar para cambiar su rumbo. Renunció, cuando tuvo la gran oportunidad para dar un giro importante a su vida y remediar el daño ocasionado por la apatía y la indiferencia de tantos años.

No actúes como esa persona. No permitas que el plan que has desarrollado se quede en el papel; ponlo en marcha. Después de todo, lo que está en juego es que logres alcanzar tus sueños.

Convierte estos sueños en un deseo ardiente, mira directamente a los ojos de la persona que se encuentra al otro lado del espejo y prométele no descansar hasta haberlos alcanzado. Thomas Alba Edison solía decir: "Muchos de los verdaderos fracasados fueron personas que no se dieron cuenta qué tan cerca se encontraban del éxito, cuando decidieron renunciar".

Disfruta el camino hacia la realización de tus metas más ambiciosas y no permitas que nadie robe tus sueños. Tu éxito está en tus manos; pon en práctica los conceptos que has encontrado en estas páginas y, si así lo haces, estoy seguro que muy pronto tú y yo nos veremos en la cumbre del éxito.

PLAN DE ÉXITO PERSONAL

1. ¿Planeas diariamente las actividades que debes realizar durante tu día? Si la respuesta es NO, piensa qué te impide hacerlo y cómo piensas remediarlo.

___

___

___

2. ¿De todas las actividades que llevas a cabo durante el día, ¿cuáles de ellas crees que te están alejando de alcanzar alguna de tus metas? ¿Qué vas a hacer al respecto?

a. ___

b. ___

c. ___

d. ___

e. ___

3. Identifica a continuación los mayores obstáculos que en tu diario vivir se interponen entre tú y la realización de tus metas.

a. ___

b. ___

c. ______________________________

d. ______________________________

e. ______________________________

4. Toma cada una de las metas más importantes en cada área de tu vida, e identifica tres acciones específicas para su logro, que te comprometes a realizar en las próximas 24 horas. Recuerda que estos eventos o acciones que identifiques son lo único sobre lo cual tienes control absoluto.

Meta Profesional:

____

____

Acciones que te comprometes a realizar en las próximas 24 horas para alcanzar esta meta:

a. ______________________________

b. ______________________________

c. ______________________________

Meta Espiritual:

____

____

Acciones que te comprometes a realizar en las próximas 24 horas para alcanzar esta meta:

a. ______________________________

b. ______________________________

c. ______________________________

Meta Familiar:

____

____

Acciones que te comprometes a realizar en las próximas 24 horas para alcanzar esta meta:

a. ______________________________

b. ______________________________

c. ______________________________

Meta Intelectual:

____

____

Acciones que te comprometes a realizar en las próximas 24 horas para alcanzar esta meta:

a. ______________________________

b. ______________________________

c. ______________________________

Meta de Salud:

____

____

Acciones que te comprometes a realizar en las próximas 24 horas para alcanzar esta meta:

a. ______________________________

b. ______________________________

c. ______________________________

Meta Financiera:

____

____

Acciones que te comprometes a realizar en las próximas 24 horas para alcanzar esta meta:

a. ______________________________

b. ______________________________

c. ______________________________

Meta Recreativa:

____

____

Acciones que te comprometes a realizar en las próximas 24 horas para alcanzar esta meta:

a. ____

b. ____

c. ____

FIN